위기의 **지구**에서
살아남는
응급 치료법

| 재난 재해에 대비한 서바이벌 자가 치료 매뉴얼 |

위기의 지구에서 살아남는 응급 치료법

박은기 유가연 지음

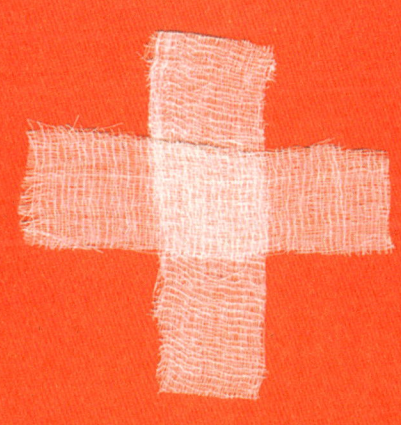

어쩌면 지금 당신은 인생에서
가장 중요한 선택의 순간에 있는지도 모른다

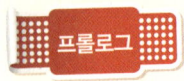

프롤로그

"참 별난 의사네요"

이 책을 준비하며 사람들에게 종종 듣던 이야기입니다. 사람들 말대로 저는 정말 별종인 의사인지도 모르겠습니다. 수험생활과 의대생활을 끝내고 본격적으로 환자분들을 진료할 시간도 부족한데 이러한 재난 대비 서적을 쓴다니 그들이 의아해 하는 것은 어쩌면 당연한 것이니까요.

이 책을 준비하게 된 계기는 명상으로 알게 된 놀라운 사실 때문이었습니다. 10년 전부터 명상이 점차 깊어지면서 처음엔 그저 인간의 입맛이나 보신용으로 알고 있었던 동물들과 식물들의 아픔이 느껴졌습니다. 무엇 때문에 그들이 그렇게 고통

스러워하고 있는지 귀 기울이고 있던 어느 날 생각지도 못한 커다란 한 생명체가 저의 작은 마음에서 꿈틀거리기 시작했습니다. 실 끝 같은 작은 외침이 귓가에서 맴돌기 시작하더니 점점 애절하고도 간절한 부름으로 나에게 다가왔습니다.

그것은 바로 '지구라는 별'의 목소리였습니다. 이전까지는 단순히 내 발밑에 딱딱한 돌덩어리라고 생각했던 지구가 하나의 생명이 되어 지친 숨을 헐떡이고 있었습니다. 언제부터 그렇게 아파했는지, 얼마나 힘든지 알 수 없지만 시한부 인생을 선고받은 불치병 환자와 같이 보였습니다. 지금 저에게 '세상에서 지금 가장 걱정되는 환자가 누구냐?'라고 묻는다면 저는 지체 없이 지구라고 말할 것입니다. 그리고 아픈 지구 위에 살고 있는 사람들이라고 말할 것입니다.

그동안 인간들은 자신을 위해 지구의 살갗을 도려내고 숨통을 틀어막았습니다. 자신들의 편의를 위해서 무엇이든 서슴없이 살육하고 개발했으며 자연을 마치 자기 것인 양 훼손했습니다.

그러나 무생물처럼 보이는 지구도 인간처럼 스스로 방어하고 치유하는 능력을 가지고 있습니다. 인간에게는 천재지변이나 자연재해로 보이는 일들이 지구의 입장에서는 살고자 하는 몸부림이자 자체 정화의 과정인 것입니다. 앞으로 한동안은 그 몸부림이 더욱 커질 것으로 보입니다. 또한 안타깝게도 지금 지구가 인간을 기다려 줄 시간이 얼마 남지 않았다는 생각이 듭니다.

최근 세계 곳곳에서 일어나는 재해, 재난으로 국가 의료체계가 모래성처럼 무너져 고통 받는 사람들을 보면서 그러한 상황에서 응급처치를 할 수 있는 매뉴얼이 있었으면 좋겠다는 생각을 했습니다. 의료 기관의 기능마저 마비되어 다른 누구의 도움을 바랄 수 없을 때 요긴하게 쓰일 수 있는 실용적인 책 말입니다. 이것이 이 책을 절실한 마음으로 펴내는 이유입니다.

본서에 소개된 침, 뜸, 약초를 이용한 자가 치유법은 동의보감 등 선조들의 번뜩이는 지혜를 바탕으로 누구나 손쉽게 따라 할 수 있도록 썼습니다. 특히 침술과 뜸술은 최소한의 도구를 사용하는 간편하고도 탁월한 효과를 가진 자연 치료법으로 재난 시 매우 도움이 될 뿐만 아니라 평상시에도 자연

치유적인 방법으로 몸을 관리하고 싶어 하시는 분들께 도움이 될 것입니다.

모든 병의 근원이 마음에 있듯, 지구가 겪는 아픔의 근원도 지구의 일부분인 인간의 마음에 있지 않을까 생각이 듭니다. 이 책을 통해 많은 분들이 자연적인 몸의 복원력을 되찾음과 동시에 지구를 사랑하고 살리고자 하는 따스한 마음이 함께 샘솟아날 수 있으면 좋겠습니다. 더불어 지구와 지구에 사는 모든 생명들이 이 위기를 무사히 넘겨 더욱 건강하고 아름다운 삶을 더불어 살아갈 수 있기를 간절히 기원합니다.

Contents

프롤로그 • 6
'미리 알고 준비하는 분'을 위한 안내문 • 16

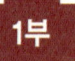

지구의 위기, 제대로 알고 대처하자

위기의 지구, 그리고 당신 • 20
대변혁기를 준비하는 우리들의 자세 • 23

재해 상황별 안전 행동 요령

지진에 대처하는 법 • 31
지진이 일어나기 전 • 31 | 지진이 일어났을 때 • 31 | 지진이 멈춘 직후 • 34

쓰나미에 대처하는 법 • 36

방사능 노출에 대처하는 법 • 36
실내에 있을 때 • 37 | 차 안에 있을 때 • 39 | 방사능 오염 지역에서 벗어난 후 • 39 | 야외에 있을 때 • 40 | 방사능 피폭 시 갑상선 보호하기 • 41

화산폭발에 대처하는 법 • 43
화산폭발 전 • 44 | 화산폭발 시작 후 • 45

이상 기후에서 살아남는 법 • 46
혹한 • 46 | 폭염 • 49 | 폭우와 태풍 • 50

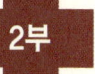

위기의 지구에서 살아남는 응급 치료법

위급 상황에 대비한 호주머니 응급실 만들기

호주머니 응급실 준비물 • 54

알아두어야 할 응급 치료의 기술 • 58

심폐소생술 • 58 | 기도 폐쇄 시 응급처치 • 62 | 사혈하는 법 • 65 | 혈자리 쉽게 찾는 법 • 67 | 침 사용법 • 69 | 뜸 치료법 • 72 | 부항 요법 • 79

위급 상황에서 응급처치

응급 상황을 알아차리는 법 • 81

쇼크 시 응급처치 • 83

쇼크 시 사혈법 • 84 | 쇼크 시 침 치료법 • 86

고열 시 응급처치법 • 87

유독 가스에 중독되었을 때 • 88

화산폭발, 지진 시 화재로 인한 가스 흡인으로 생명이 위독할 때 • 88

익사 위기에 처했을 때 • 91

3장 호흡기 질환 응급처치

호흡기계 질환 • 92
침 치료법 • 92 | 뜸 치료법 • 96

호흡기 감염병 • 98
침 치료법 • 98 | 뜸 치료법 • 100

폐결핵 • 102
약이 없을 때 폐결핵 치료법 • 104

호흡기 질환에 도움이 되는 약초 • 108

대규모 해저 지진으로 인한 산소 부족 시 • 115
지구의 환경 변화에 적응하는 호흡법 • 116

4장 외상 응급처치

상처 응급처치 • 120

출혈이 멈추지 않을 때 • 123
지혈 시 피해야 할 방법들 • 123 | 지혈대 사용하기 • 124 | 출혈에 효과적인 무극보양뜸 • 125 | 기관지에서 출혈이 될 때 • 130 | 코피 응급처치 • 131 | 외상과 지혈에 도움을 주는 약초 • 131

염증이 생긴 상처를 치료하는 사혈법 • 135

뼈가 부러졌을 때 • 136
골절의 확인 • 136 | 골절 시 응급처치 • 137 | 부목 사용법 • 138

염좌 시 응급처치 • 143

화상을 입었을 때 • 144
화상 응급처치 • 144 | 화상에 효과적인 침 치료 • 145

통증을 완화하는 법 • 148
타박상에 효과적인 침 • 148 | 요통에 탁월한 사혈법 • 150 | 관절통에 효과적인 약초 • 151

동물이나 벌레에 물렸을 때 • 152
뱀 교상 • 152 | 개 교상 • 154 | 뜸으로 응급처치 하는 법 • 155

5장 혹한과 폭염에 노출되었을 때

혹한 시 응급처치법 • 156
저체온증 • 156 | 혹한에서 살아남는 방법 • 158 | 동상을 입었을 때 • 158 | 뜸을 이용한 동상 치료 • 160 | 발의 동상 치료법 • 162 | 손의 동상 치료법 • 164

폭염 시 응급처치법 • 166
더위에 지쳤을때 몸을 보하는 법 • 166 | 더위에 지쳤을때 마시는 차 • 167 | 열경련 • 169 | 일사병 • 169 | 열사병 • 170 | 열사병 시 효과적인 뜸 • 171

6장 재난 지역에서 감염병 대처법

감염병 예방하기 • 174
꼭 접종해 두어야 할 예방접종 • 175 | 재난 지역에서 감염병 예방법 • 176

감염병 대응법 • 177
탈수 대처법 • 177 | 뜸 치료법 • 180 | 증상 완화에 도움을 주는 약초 • 182

재난 지역에서 오물 처리법 • 187

생태 화장실 만들기 • 187

모기 및 파리 퇴치법 • 189

치아 관리법 • 192
치과 없이 치아 건강 유지하기 • 192 | 치통 완화법 • 193

 ## 7장 소화기계 질병 치료법

급체, 소화 불량 • 194
급성 충수염(맹장염) • 195

 ## 8장 굶주림에 대처하는 법

산야초 효소 담그기 • 200
대표적인 구황식물 • 202
극심한 굶주림을 견디는 법 • 209

9장 물 부족과 오염 시 생존법

물 부족 시 대처법 • 211

식물에서 물을 얻는 법 • 211 | 빗물을 이용하는 법 • 212 | 바닷물을 이용하는 법 • 217

간단한 물 정화법 • 219

저온 살균법 • 219 | 수생 식물들을 이용하는 방법 • 219 | 미생물을 이용하는 방법 • 220 | 휴대용 정수기 만들기 • 224 | 화학적 살균법 • 225

 ## 10장 우주선 유입에서 살아남는 법

광자대 • 233

단전호흡 방법 및 효과 • 238 | 뇌파 교정 방법 및 효과 • 240

수소수 • 240

 ## 11장 정신적 충격을 달래는 법

정신적 충격의 관리 • 241

[부록 1] 침·뜸으로 만성질환 관리하기 • 246
[부록 2] 혈자리 참고 사진 • 254
[부록 3] 재난 대비 키트 준비 목록 • 264
수선재 소개 • 266
지구를 살리는 사랑실천 • 272
참고 문헌 • 274

'미리 알고 준비하는 분'을 위한 안내문

❶ 이 책은 지구의 자체 정화작용과 성장통으로 다가오는 대변혁기를 맞이하는 모든 사람들을 위해 만들었습니다.

❷ 대변혁기에 동시다발적으로 일어날 수 있는 재난과 재해에 대비한 생존 의료 실용서로서 심폐소생술이나 외상, 골절 등 양의학 분야의 응급처치와 침과 뜸 같은 한의학적인 방법을 이용한 생존법 그리고 혹한과 기근에도 견딜 수 있는 방법 등을 상황에 맞게 소개함으로써 비상 시 누구나 따라 할 수 있도록 하였습니다.

❸ 침, 뜸을 처음 시술하는 분의 경우 반드시 "침·뜸 사용법"(본서 p.69~78)을 숙지하시길 바랍니다. 본문에 소개된 혈자리는 인체의 여러가지 질병을 포괄적으로 치료할 수 있으므로 여러 가지 증상을 동시에 완화시킬 수 있습니다.

❹ 약초의 경우 효능이 비교적 좋으면서 손쉽게 채취할 수 있는 것 위주로 소개하였고 하나의 식물종이 여러 병증에 적용될 수 있습니다. 단, 반드시 필요할 때 구급용 약초로 사용하도록 하며 그 외의 무분별한 채취는 삼가야 할 것입니다.

❺ 감염병 부분과 예방접종은 지역이나 기후 변화에 따라 어떤 병이 유행할지를 예측하고 설정에 맞게 대비하는 것이 필요합니다.

❻ 대변혁기의 호흡법으로 소개한 '단전호흡법'은 단순히 심적 스트레스 해소와 면역력 상승 등 심신 건강 유지 측면이 아닌 환골탈태를 거치는 지구에서의 필수 생존법으로 추천할 만한 방법입니다. 자세한 내용은 『내가 고치는 자가치유 건강법』(수선재)을 참고하시길 바랍니다.

❼ 본서에 소개한 응급처치법, 구급약품과 예방접종 준비, 수도와 전기가 끊겼을 때 활용할 수 있는 방법들 혹은 독자가 선호하는 기타 변혁기를 지혜롭게 넘길 수 있는 방법이 있다면 미리 숙지하거나 준비해 두시길 바랍니다.

관련 사이트
희망메신저 그룹 홈페이지 : www.messengersgroup.org

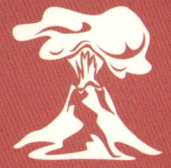

::1부::

지구의 위기,
제대로 알고 대처하자

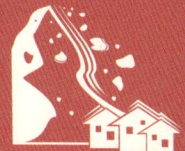

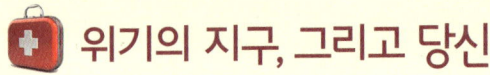 위기의 지구, 그리고 당신

2011년 3월 일본에서 발생한 강진과 쓰나미로 수많은 희생자와 이재민이 생겼다. 방사능과 감염병, 계속되는 지진으로 재난은 끝나지 않고 있어 시민들의 불안은 고조되고 있다. 비단 일본뿐 아니라 세계 곳곳에서 일어나는 각종 재해로 지구는 몸살을 앓고 있다. 그러나 재난 지역이 아닌 곳에서는 그들과 상관없이 일상을 보내는 사람들이 대부분이다. 아무리 끔찍한 일이라도 나의 일이 아닌 남의 일이기 때문이다. 그러나 다가오는 경제적, 환경적 위기는 너나 할 것 없이 현재를 살아가는 지구상의 모든 사람들의 안위를 위협할 것으로 예상된다. 우리는 더 늦기 전에 눈을 똑바로 뜨고 지금 지구에서 무슨 일이 일어나고 있는지 정확히 알고 현명하게 대처해 나가야 할 것이다.

지금 지구는 대변혁기

대변혁기란 지구가 병들고 오염된 몸을 스스로 정화하는 시기이자 좀 더 진화된 별이 되기 위해 성장통을 겪는 시기를 말한다.

지구의 자정작용은 지진, 쓰나미, 화산폭발, 기상이변 등 무시무시한 자연재해로 나타나고 있고 이는 앞으로 더욱 빈번하고 강도 높게 일어날 것으로 예상된다. 지구가 이러한 대대적인 자정작용을 할 수밖에 없는 이유는 화석연료의 무절제한 사용, 생태계 파괴, 환경오염, 전자파로 인한 지자기 교란 등으로 되돌릴 수 없을 만큼 지구의 상황이 악화되었기 때문이다.

또한 대변혁기는 지구가 성장통을 겪는 시기로 설명할 수 있는데 이는 마치 아이가 어른이 되기 위해 질풍노도의 시기라 불리는 청소년기를 맞이하는 것에 비유할 수 있다. 한 사람의 인생처럼 별도 태어나 성장하는 생명체인데 지금 지구는 유년기에서 어른이 되기 위한 과도기에 접어들었다고 볼 수 있는 것이다.

지금 당신은 가장 중요한 선택의 순간에 있는지도 모른다

대변혁기로 불리는 시기를 거치며 지구는 보다 진화된 별로 성장해 갈 것이고 지구의 구성원인 인간 또한 현재의 삶에서 더욱 성숙된 의식을 가진 존재로 도약할 것이라고 말할 수 있다. 결국 지구가 종말을 맞이하고 있는 것처럼 보이는 현재의 상황도 알고 보면 맑게 정화되고 진화하기 위한 준비 기간이며 이 시기를 통해 인간 또한 단기간에 급격한 진화를 이룰 수 있는 기회를 맞이하고 있는 것이다.

대변혁을 알고 지혜롭게 대처하여 상생의 길로 갈 것인가? 아니면 이유도 모른 채 눈앞에서 일어나는 충격적인 상황에 휩쓸려 절망하고 있을 것인가? 우리 모두는 지금 인생에서 가장 중요한 선택의 순간에 서 있는 것이다.

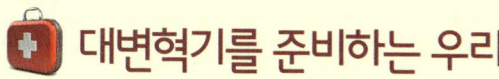# 대변혁기를 준비하는 우리들의 자세

대변혁기에는 세계 곳곳에서 강도 높은 천재지변과 자연재해, 경제 위기로 인한 물과 에너지 부족, 식량 부족, 통신 두절, 교통 마비가 일어나 의료체계와 통신, 운송 시설에 큰 장애가 나타날 것이다. 특히 내진 설계가 취약한 도시에서는 물과 에너지, 식량 문제로 생존 자체가 위태로워질 수 있다. 또한 순식간에 아파트와 주택의 급수 펌프가 멈추면서 수질이 오염되어 감염병이 도시 전역을 휩쓸게 될 것이고 오염된 물을 끓여 먹는 것조차 힘들 수도 있다. 그런 시기가 지속된다면 식량과 에너지 문제로 지역이나 국가 간의 전쟁이 일어나

거나 치안이 위태로워져 국가의 기능이 마비되어 온전한 도피처나 생존을 위한 도움을 받기 어려워질 것이다.

그러므로 대변혁기를 현명하게 극복할 수 있는 현실적인 준비와 더불어 위기 시 생존할 수 있는 적절한 대처법을 알아두는 것이 무척 중요하다고 할 수 있다.

위기를 현명하게 극복하기 위한 준비 사항

1. 위기를 희망으로 바꾸는 열쇠 '의식의 전환'

지금 지구를 이렇게 위험한 상황으로 만든 가장 큰 원인은 바로 인간의 이기심과 욕심일 것이다. 이러한 개개인의 의식이 공명 현상*을 일으켜 더욱 지구를 위험하게 만들었고 만약 앞으로도 이러한 의식이 변하지 않는다면 우리는 돌이킬 수 없는 상황에 처할 수도 있을 것이다. 결국 삶에 대한 근본적

---

* 소리를 포함해 보통의 역학적 진동, 전기적 진동 등 모든 진동에서 일어나는 현상. 예를 들면 진동수가 같은 소리굽쇠를 접근시켜서 한쪽을 때리면 거기에 따라 다른 쪽 소리굽쇠도 울리기 시작하는데 이것은 공기를 매개로 해서 일어나는 소리굽쇠의 공명 현상이다.

인 의식의 변화가 있어야만 현실을 희망적으로 바꿀 수 있다는 것을 우리 모두는 깨달아야 한다. 즉, 나와 가족만을 위해 살아오던 삶에서 벗어나 타인 그리고 지구 가족들과 더불어 산다는 의식의 전환 그리고 물질에 대한 욕심과 집착에서 벗어나는 마음의 변화가 무엇보다 중요하다. 한 사람, 한 사람의 변화된 의식은 지구를 감싸고 있는 보이지 않는 에너지에 작용하여 실제로 악화된 상황을 긍정적으로 바꾸는 데 큰 도움을 줄 수 있기 때문이다.

2. 생태적인 삶과 안전한 거주지 마련

대변혁기 자연재해를 대비한 최선의 방법은 도시와 해안 지역 등의 위험 지역에서 벗어나 안전한 지역으로 귀농하는 것이다.

일본 대지진 이후 재난에서 안전한 지역으로 귀농하는 사람들이 늘고 있다고 한다. 크나큰 희생을 치른 후에야 도시가 더 이상 안전하지 않다는 것을 알게 된 것이다. 이미 대변혁기를 알리는 이상 기후와 지진, 화산폭발 등의 자연재해가 발생하고 있지만 대비는 거의 전무한 실정이다.

한국만 보더라도 도시의 내진 설계는 미미한 수준으로 대변혁기에 도시에서 살아가는 것은 매우 위험하다고 할 수 있다. 재해가 발생하면 '도시에서 안전하게 살아가기'란 불가능에 가깝다는 말을 실감할 정도로 도시에는 큰 위험들이 도사리고 있다. 농촌 또한 높은 산이나 화산 주변, 바닷가 근처 등 위험 지역은 피해야 하며 완만한 구릉이나 낮은 산 근처와 식수를 구할 수 있는 곳을 찾아 거주지를 마련해야 한다.

특히 치안, 의료, 식량 문제 등 생존의 문제뿐만 아니라 문화적인 측면을 고려해 볼 때 개인이나 가족 소수가 거주하기보다는 공동으로 자급자족할 수 있는 소규모 생태공동체를 적극 권장한다.

※ 이 책에 소개한 지진, 화산폭발, 쓰나미 등 자연재해에 대한 대비책은 강도가 높지 않은 경우나 안전지역으로 이동해 거주하는 분들에게 해당하는 내용이다.

3. 물 부족에 대한 대비

재해가 빈번하게 일어나면 물로 인해 많은 사람들이 큰 고통을 받게 될 것이다. 특히 식수의 문제는 심각해서 지금과 같은 도시형 상수도 시설은 거의 제 기능을 못할 가능성이 높다. 크고 작은 지진으로 중간 연결망이 끊어진다면 도시 전체의 식수 공급에 타격을 받을 수 있기 때문이다.

또한 식수가 오염되면서 물을 통한 감염병이 확산될 것이다. 그에 대비해 지하수를 파고 하천을 정화할 수 있는 효율적인 방법을 개발하여야 한다.

위급 시에는 본서에 소개된 물 부족이나 오염에 대처하는 방법(p.211 빗물 활용, 물 정화법, 생태 화장실 만드는 법 등 참고)을 알고 준비해 두면 유사시 큰 도움이 될 것이다.

4. 식량 부족에 대한 대비

재난으로 인해 교통망이 단절될 경우에 대비해 곡창 지대만이 아니라 주요 지역별로 식량을 비축할 수 있는 시설이 마련되어야 한다. 각 가정에서는 텃밭 가꾸기나 간단한 농업 기술을 미리 익혀두고 건조식품, 산야초 효소 등 비상식량을 준비해 두어야 한다. 또한 당장 먹을 식량이 떨어지는 최악의 상황에 대비해 구황식물을 재배하는 방법이나 채취해 먹을 수 있는 식물을 미리 알아두는 것이 좋다.

5. 대체 에너지 준비

잦은 지진과 화산폭발로 유전을 개발하고 운송하는 시스템이 마비되는 경우에 대비해야 한다. 실제로 1989년의 태양폭풍은 캐나다 퀘벡의 전력망을 붕괴시켜 수백만 명이 정전으로 인한 고통을 당했었다. 대변혁기에 일어날 수 있는 규모의 태양폭풍이라면 수억 명이 전기 없이 살아야 할 수도 있다. 석유와 전기가 없을 경우에 대비해 대체 에너지 시설과 한정된 에너지를 다수의 사람들이 효율적으로 사용할 수 있는 준비를 해야 한다.

6. 응급처치법 교육 및 필수 의약품 준비

앞으로는 격변하는 지구의 환경(기후 변화, 대기 조성의 변화, 지구 자기장의 변화, 우주선의 유입 등)으로 인간의 기본적인 면역체계가 약화되어 경미한 질환도 생명에 위해가 될 가능성이 크다. 또한 각종 감염병과 신종바이러스가 창궐하고 방사선에 피폭될 가능성도 배제할 수 없다.

위와 같은 위험에 대비해 국가에서뿐만 아니라 각 가정에서도 응급 시 사용할 수 있는 필수 의약품과 대체 의약품을 준비해 두어야 한다. 또한 고립된 위기 상황에서 응급처치를 할 수 있도록 기본적인 의료용품과 침, 뜸, 약초 등을 이용한 자가 치료 기술도 반드시 익혀두어야 한다.

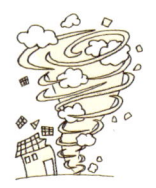

1
재해 상황별 안전 행동 요령

대변혁기에는 지금까지 한 번도 겪어보지 못한 강도의 재해로 인해 당황하여 자칫 더 위험한 상황에 빠질 가능성이 높다. 무엇보다 당황하지 말고 침착한 마음으로 위험해 대처하는 것이 중요하다. 또한 안전지대로 대피한 후에도 한동안은 계속적으로 크고 작은 자연재해가 자주 발생할 것이므로 각종 재난에 대비한 안전 대처법을 알아두어야 한다.

지진에 대처하는 법

지진이 일어나기 전

- 응급처치 약품, 비품, 장비, 식품의 위치와 사용법을 알아 두고 비상 시 공동체에서 함께 거주하는 이들의 임무와 역할을 미리 정해 둔다.
- 지진 발생 시 위험을 일으킬 수 있는 집안 가구 등은 정리해 둔다. 특히 천장이나 높은 곳에서 떨어질 수 있는 물건은 치워 두고 머리 근처에는 깨지기 쉽거나 무거운 물품을 두지 않는다.
- 대지진이 발생했을 때는 소방차에 의한 화재 진압이 어려울 수 있으므로 개인이 화재 발생을 줄이는 방법들을 익혀 두는 것이 좋다.

지진이 일어났을 때

| 건물 안에서 |

문을 열어서 출구를 확보하고 최대한 빨리 건물 밖으로 대피한다.

실내에 갇혔을 때 문 여는 법

실내에 갇혔을 때 밖으로 나가기 위해 어깨로 세게 문을 열려고 하는 경우가 많다. 그럴 경우 문이 잘 열리지 않을 뿐 아니라 어깨나 팔이 부러지거나 상처를 입을 수 있다. 이때는 문손잡이 위 자물쇠가 달린 부분을 발로 잘 겨냥해 여러 번 차는 것이 안전하다. 이렇게 하면 문틀이 부서지거나 자물쇠 부분이 분리될 수 있다. 혹은 문을 틀에 고정시키는 경첩이 노출되어 있다면 이를 제거하는 방법도 있다.

- 화재가 발생하는 경우 연기가 실내에 꽉 차게 되는데 이때는 연기를 마시지 않도록 옷이나 수건으로 입과 코를 가리고 자세를 낮추면서 대피하도록 한다.
- 불이 난 건물 내에 있는 경우 비상구에 접근을 못할 수도 있다. 창문의 커튼을 물에 적시고(커튼이 없다면 침대 시트나 천을 물에 적신 후 창문 위 틀에 걸친다) 커튼 안으로 들어가 창문을 열어 바깥 공기로 호흡한다.

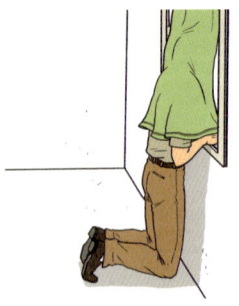

집 밖에서

- 유리창이나 간판 등의 낙하물에 머리를 보호하며 몸을 피한다.
- 블록담, 대문 기둥이 무너질 수 있으니 되도록 멀리 떨어진다.
- 백화점이나 극장, 지하상가 등 좁은 장소나 고층 건물에서 사람들이 밀집해 있는 곳은 가지 않도록 한다.

엘리베이터나 전철을 타고 있을 때

- 안전하고 가장 가까운 곳에 내려 신속하게 대피한다.
- 안에 갇혔을 때에는 침착하게 인터폰으로 구조를 요청한다.

추락 위험이 있는 엘리베이터 안에 있다면

양팔로 엘리베이터 문에 버티고 있거나 뛰는 행동은 위험하다. 이런 상황에서는 다리를 완전히 편 채 바짝 엎드려 체중을 골고루 분산시키고 머리를 손으로 감싼 자세를 취하는 것이 좋다. 만일 엘리베이터가 지면과 충돌하여 천장이 무너지거나 파편이 떨어질 때 머리를 보호할 수 있기 때문이다.

| 자동차를 운전하고 있을 때 |

- 지진이 발생하면 자동차의 타이어가 터진 것 같은 상태가 되어 핸들이 불안정해지면서 제대로 운전을 못하게 되는데 이때는 충분히 주의하면서 교차로를 피해 길 오른쪽에 정차한다. (대피하는 사람들이나 긴급 차량이 통행할 수 있도록 도로의 중앙 부분은 비워둔다)
- 대피할 필요가 있을 때는 차 안으로 불이 들어오지 않도록 창문은 닫고, 자동차 키를 꽂아둔 채 문을 잠그지 말고 안전한 곳으로 신속히 피신하도록 한다.

| 바다나 산에 있을 때 |

- 해안 지역에서는 지진해일이 발생할 우려가 있고 산 근처나 급한 경사지에서는 산사태나 절개지 붕괴의 위험이 있으므로 안전한 곳으로 신속히 대피해야 한다.

지진이 멈춘 직후

- 여진은 지진보다 진동은 작지만, 지진에 의하여 취약해진 건물에 치명적인 손상을 줄 수 있으므로 특별히 유의하여

야 한다.
- 만약 정전이 되었다면 손전등을 사용하고 불(양초, 성냥, 라이터)은 누출된 가스가 폭발할 위험이 있으므로 안전을 확인하고 사용한다.
- 바닥의 뾰족한 물체나 유리 파편 등에 대비하여 견고한 신발을 신는다.
- 건물의 굴뚝, 담장, 벽체 등을 점검할 때는 붕괴 우려가 있으므로 최초 진단은 되도록 멀리 떨어져서 한다.
- 전선, 가스관, 수도관 등 주요 관로와 가전제품의 피해 상황을 파악해둔다.
- 가스 새는 소리가 나거나 냄새가 나면 창문을 열어 놓고 대피하되 가능하면 메인 밸브를 잠근다.
- 수도관에 문제가 있다면 집으로 들어오는 밸브를 잠근다. 하수관로의 피해 여부를 확인하기 전까지 수세식 화장실을 사용하면 안 된다.
- 거리에 떨어진 전선, 붕괴의 위험이 있는 건물, 축대, 교량, 도로 등에 주의한다.
- 소방관, 경찰관, 구조요원의 도움이 있기 전까지는 피해 지역으로 접근하지 않는다.

쓰나미에 대처하는 법

- 대변혁기에는 쓰나미 또한 빈번하고 강하게 발생할 수 있다. 해안가에 있을 때 강한 지진 등을 느꼈을 경우는 약 2~3분 이내에 국지적으로 해일이 내습할 수 있으므로 해일 경보가 없더라도 최대한 빨리 고지대로 대피한다.
- 쓰나미는 여러 차례 열을 지어 도달하는데 처음 쓰나미가 도달한 후 2~3차례 더 오게 된다. (처음보다는 다음에 오는 것이 더욱 강력할 수도 있으며 쓰나미에 의한 바닷물의 흔들림은 길게는 10시간 이상 지속되기도 한다)
- 일반적으로 쓰나미가 해안에 도달하기 전 바닷물이 빠지기 시작하여 항구 바닥이 드러날 수도 있다. 따라서 갑자기 바닷물이 빠지면 쓰나미가 발생할 것을 예상하여 빨리 높은 곳으로 대피해야 한다.

방사능 노출에 대처하는 법

방사능이 위험한 이유는 인체의 유전자를 손상시키기 때문이다. 방사능이 인체에 미치는 피해는 노출된 후 수주 내에 나타나는 급성 증상과 수개월로부터 수년 이상 경과하고 나타나는 만성 증상이 있다. 급성 증상의 경우 치료의 초점은 피폭에 의한 불안증 치료와 구토 억제와 탈수 교정이며, 문제가 되는 것은 방사선에 의한 피부 손상과 폐렴이다. 피폭 선량이 치명적이면 구토나 위장 출혈 등의 위장 관련 문제가 나타날 수 있다. 또한 2~3주에 걸쳐 혈소판, 백혈구 등이 감소하므로 면역기능에 문제가 생길 수 있다. 임산부의 경우 방사선에 노출되면 태아 기형이 생길 수 있다. 방사능에 노출된 후 바로 증상이 나타나지 않는다고 해서 안심하기는 이르다. 수개월에서 수년 후 백혈병이나 갑상선 암 등이 발병할 수 있기 때문이다. 핵분열에 의해 생성되는 요오드는 갑상선에 모이게 되는데 이는 어린이와 청소년에게 특히 더 유해하다.

실내에 있을 때

❶ 창문을 모두 닫고 에어컨이나 환풍기를 모두 꺼서 방사능 물질이 실내로 유입되는 것을 차단한다.
❷ 창문틈이나 문틈은 비닐이나 주방용 랩으로 틈이 없도록 막는다.

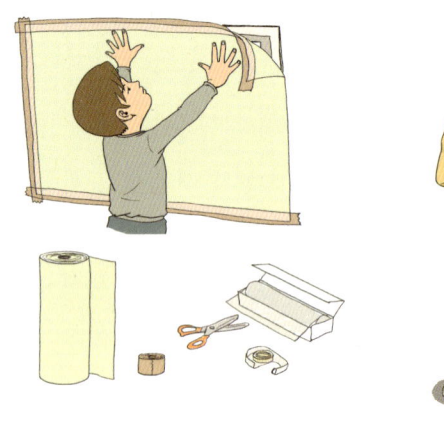 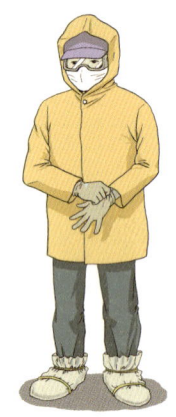

〈실내에서 문틈 막기〉　　〈외출시 인체 보호하기〉

❸ 안내 방송에 귀를 기울이면서 대피할 준비를 한다.
❹ 밖에 나갈 때는 피부가 노출되지 않도록 몸을 철저히 가려야 한다.
❺ 오염 지역을 벗어날 때는 반드시 바람의 방향을 확인하여 불어오는 바람을 등에 맞으며 48~72시간 안에 사고 지점에서 반경 20km 밖으로 빠져 나가야 한다.
❻ 사고 발생 20분 내에는 사고 지점으로부터 최소 2km 밖에 있도록 한다.
❼ 대피하는 동안 오염 지역의 어떠한 물체(동식물 포함)도 접촉하지 않는다.

차 안에 있을 때

❶ 차문을 모두 닫고 에어컨이나 난방기를 모두 끈다.
❷ 방사능 물질은 입 안이나 코 안의 점막 같은 인체의 개구부를 통해 가장 쉽게 유입될 수 있으므로 손수건을 물에 적셔 코와 입을 막도록 한다.
❸ 안전한 지점에 도달하였다고 생각되는 경우 반드시 방사능에 오염된 물질을 제거하는 과정을 거친다. (오염된 옷을 입고 더 멀리 가게 되면 자신의 피부와 옷에 묻은 방사능 물질로 인해 다른 사람에게 영향을 줄 수 있다)
❹ 제염센터(오염을 제거하는 특정 장소)가 있다면 제염센터로 간다.
❺ 제염센터의 도움을 받을 수 없는 상황이라면 스스로 오염을 제거하는 절차를 거친다.

방사능 오염 지역에서 벗어난 후

❶ 장갑을 끼고 옷을 모두 벗어 비닐에 넣는다. (오염된 옷이 들어 있는 비닐은 방사능 오염물질로 간주하여 따로 처리해야 한다)

❷ 입고 있던 옷을 모두 벗은 후 샤워를 시작하되 방사능 물질의 흡수가 가장 빨리 일어날 수 있는 인체의 개구부(코 점막이나 구강 점막)를 가장 먼저 닦는다. 귀 안은 물에 적신 면봉으로 닦아내며 코는 여러 번 풀고 면봉을 물에 적셔 점막이 손상되지 않도록 닦아낸다.

❸ 눈은 내측에서 외측을 향해 닦아야 눈물관을 통해 방사능 물질이 코로 유입되는 것을 막을 수 있다.

❹ 구강은 물로 여러 번 헹구고 체모는 가위로 자르되 피부에 상처가 나지 않도록 주의해야 한다. (일반적으로 머리카락은 제거하지 않으나 샴푸하고 여러 번 헹구어 내야 한다)

❺ 피부에 상처가 있다면 상처를 통해 방사능 물질이 유입될 수 있으므로 생리 식염수로 충분히 헹궈내고 소독액으로 소독한다.

야외에 있을 때

방사능 물질에 노출된 것으로 간주하고 응급처치법을 시행한다.

방사능 피폭 시 갑상선 보호하기

| 요오드화칼륨 복용 |

요오드화칼륨은 방사선에 노출되었을 때 갑상선을 보호하기 위해 피폭 직후 혹은 직전에 먹는 약으로 처방전이 있어야 구할 수 있다. 미리 요오드를 복용하여 후에 인체로 들어오는 방사성 요오드를 소변을 통해 체외로 배출하게 하는 원리이다.

요오드화칼륨 1일 복용량

출생 후 1개월 미만 : 16mg

1개월~3세 미만 : 32mg

3세 이상~18세 미만 : 65mg

성인 : 130mg

요오드화칼륨은 오염된 지역에 들어가야 한다거나 오염된 지역을 탈출할 때 갑상선을 보호하기 위해 일시적으로 먹는 약으로 방사선 피폭 치료제는 아니다. 방사능비가 온다고 요오드화칼륨을 계속 복용하는 사례가 있는데 이는 잘못된 방법이며 피폭 위험이 없을 상황에서는 복용을 바로 중단해야 한다. 또한 요오드화칼륨은 요오드 동위원소의 방사선 노출에만 효과가 있고 다른 종류의 방사선 노출에는 효과가 없는 것으로 알려져 있다.

| 방사능 제거에 도움이 되는 목욕법 |

자연의학자 하젤 파셀 박사가 소개한 목욕법은 피부 표면에 있는 방사능 물질의 배출을 도와준다고 알려져 있다.

❶ 화상을 입지 않고 최대한 견딜 수 있을 정도의 뜨거운 물을 욕조에 받는다.
❷ 뜨거운 물에 500g의 천일염과 450g의 베이킹 소다를 희석한다. (천일염과 베이킹 소다가 없다면 뜨거운 물만 준비한다)
❸ 물에 들어간 후 물이 체온과 비슷하게 식을 때까지(약 30분간) 앉아 있는다.
❹ 목욕 후 4~5시간 동안은 몸의 소금기를 씻어 내지 않고 그대로 물기만 말리고 취침한다.

| 방사능 노출 시 도움이 되는 식품 |

방사능에 노출된 지역이나 방사능비가 오는 지역에서는 다음과 같은 음식을 섭취하면 도움을 받을 수 있다.

미역과 다시마 등 요오드가 풍부한 해조류, 통곡식과 발효음식, 수소가 함유된 식품, 된장국 등 된장으로 만든 음식, 죽염 및 천일염, 오염되지 않은 신선한 채소, 스피루리나 등

※ 설탕, 우유, 밀가루, 육식, 인스턴트식품 등은 섭취를 피한다.

화산폭발에 대처하는 법

불의 고리라 불리는 환태평양 조산대●의 활동이 활발해지고 백두산을 포함한 세계의 많은 화산들의 폭발 가능성이 점점 높아지고 있다. 백두산은 내일 당장 화산이 터진다고 해도 이상하지 않을 정도로 폭발 가능성이 높은 상황이다.

화산이 폭발하면 화산가스와 화산재가 상공의 기류를 타고 다른 지역으로 퍼지게 된다. 화산가스에는 수증기, 질소, 아황산가스, 수소, 질소, 이산화탄소, 일산화탄소, 황, 염소 등이 포함되어 있어 중독되면 인체에 치명적인 영향을 줄 수 있다. 이에 대비한 마스크 준비는 필수적이라 할 수 있다.

● 태평양을 둘러싸고 있는 지진과 화산 활동이 자주 일어나는 지역을 가리키는 말로 전체적으로 고리 모양이기 때문에 태평양의 화환(Pacific Ring of Fire)이라고 부르기도 한다. 칠레 서쪽, 미국 서쪽, 알류산 열도, 쿠릴 열도, 일본 열도, 타이완, 말레이 제도, 뉴질랜드가 포함된다.

또한 화산재가 햇빛을 가려 지구의 전반적인 온도가 낮아지게 되면 농작물이 잘 자라지 못하고 생산량이 급감하여 기근에 시달리게 되며 겨울에는 생명을 위협할 정도의 혹한이 찾아올 수 있어 추위를 견딜 수 있는 방한 용품의 준비도 필요하다.

1783년 아이슬란드에서 일어난 화산폭발로 전 세계가 큰 타격을 받았다. 초속 300m로 8km 높이까지 화산재가 뿜어져 나오며 유럽 곳곳의 하늘을 가렸고 뜨거운 마그마와 빙하가 녹은 차가운 물이 만나 맹렬한 폭발을 일으켰다. 폭발 후 수십만 마리의 가축이 유독가스에 질식해 죽었고 농작물은 꽁꽁 얼어붙어 식량 부족 사태가 일어났다. 그 영향으로 아이슬란드 인구의 25%가 숨졌고 유독성 화산가스로 인해 유럽 대륙에서도 수천 명이 사망했다고 한다.

화산폭발 전

❶ 화산폭발이 예보되면 문이나 창문을 미리 닫는다.
❷ 물을 묻힌 수건이나 천으로 문틈이나 환기구를 막는다.
❸ 실바람이 들어오는 창문은 테이프를 붙인다.

❹ 배수로가 막히지 않도록 낙수받이나 배수관을 지붕 홈통으로부터 분리한다.
❺ 급수용으로 빗물을 사용한다면 빗물 수집 시설과 물탱크 연결 파이프를 분리한다.
❻ 만성 기관지염·폐기종·천식 환자와 영유아는 실내에 머물고 방진 마스크를 미리 준비해 둔다.
❼ 저장된 물이 오염되지 않도록 한다.

화산폭발 시작 후

| 화산 근처에 있을 때 |

❶ 만약 바위틈에서 하얀 연기와 증기가 격렬하게 올라오고 지반이 움직이는 상황이라면 화산폭발이 시작되었다는 징후이므로 신속히 대피해야 한다.
❷ 화산폭발 초기의 가스는 공기보다 무거워 바닥으로 가라앉으므로 바닥에 엎드리면 안 된다.
❸ 만약 낙석이 쏟아지는 한복판에 있다면 둥그렇게 몸을 말아 머리를 보호해야 한다.

| 화산에서 멀리 떨어진 곳에 있을 때 |

❶ 외출을 삼가고 실내에 머물러야 한다. (특히 빗물은 산성으로 변했을 가능성이 있으므로 맞거나 마시지 않도록 한다)
❷ 실외에 있을 때는 자동차 또는 건물로 긴급 대피한다.
❸ 화산재와 가스에 노출된 경우 마스크나 젖은 손수건, 옷으로 코와 입을 덮는다. (화산가스는 밑으로 가라앉는 성질이 있으므로 될수록 엎드리지 않는다)
❹ 비상연락을 하지 않을 때는 전화선을 분리한다.
❺ 각막을 보호하기 위해 콘택트렌즈를 착용하지 않는다.
❻ 화산재가 들어 있는 물을 사용해야 할 때는 재가 가라앉을 때까지 기다렸다가 웃물을 사용한다.
❼ 정원에서 재배한 채소는 잘 씻어 먹는다.

이상 기후에서 살아남는 법

화산재와 에너지 고갈로 인해 발생하는 극심한 추위에 대비한 준비를 철저히 해두어야 한다. 적어도 영하 30~40℃ 정도까지는 견딜 수 있도록 난방에 신경 쓰고 방한 용품을 준비해 두는 것이 좋다. 극심한 추위를 견디는 방법은 아래와 같다.

❶ 집안에 바람이 들어오지 않도록 테이프, 종이 등으로 문틈을 막고 커튼이나 이불 등으로 외기가 맞닿는 벽을 모두 가린다.
❷ 텐트가 있다면 방 안에 설치하고 가지고 있는 옷을 꺼내어 여러 겹 겹쳐 입는다. (두꺼운 옷을 한 벌 입는 것보다 얇은 옷을 여러 겹 겹쳐 입는 것이 더 효과적이다)
❸ 손, 발, 귀 등의 신체의 말초 부위를 잘 감싸면 체열 손실을 크게 줄일 수 있으니 특별히 신경 써서 보호한다.
❹ 바닥에 두꺼운 스펀지 같은 단열재(단열재가 없다면 돗자리를 겹쳐 사용)를 깔면 보온효과를 극대화할 수 있으며 밤에 잘 때 침낭이나 이불 속에 데운 물을 넣은 병을 수건으로 싸서 발 가까이 두면 좋은 보온효과를 기대할 수 있다. 또 주변에 사람들이 있다면 보온효과를 위해 한 공간에 모여 있는 것이 좋다.
❺ 여러 사람이 모여 있는 장소는 춥더라도 하루에 한 번 정도는 환기를 시켜줄 필요가 있다. 특히 호흡기 질환을 가

진 사람이 있다면 반드시 환기를 해주어야 한다.

❻ 술을 마시면 혈관을 확장시켜 체열 발산을 더 증가시키므로 몸을 덥힌다고 마시면 안 된다.

❼ 온도가 급격히 떨어지는 새벽 3시~5시 사이에는 추위를 참으며 잠을 청하지 말고 되도록 깨어서 주변 사람들과 서로 격려해주며 몸을 움직이도록 한다.

❽ 추운 야외에서 일을 하게 될 경우 시간과 일의 강도 안배에 유의해야 한다. 추위 속에서 이루어지는 모든 작업은 빠른 시간 내에 끝내야 하며 몸을 덥힌다고 갑자기 땀을 뻘뻘 흘려 일하면 땀이 얼면서 몸도 같이 얼게 되므로 매우 위험해질 수 있다.

❾ 목이 마르다고 눈을 먹으면 눈의 찬 기운이 몸 안에 들어가 심부 체온을 떨어뜨릴 수 있으니 눈을 물통에 담아 체온 정도로 녹여 먹도록 한다.

❿ 추위에 적응력이 약한 신생아나 영아, 소아, 그리고 온도 감각이 저하되어 추위를 잘 인지하지 못하는 노인의 경우는 타인의 적극적인 보살핌이 필요하다.

폭염

❶ 기상 상황을 살피며 가급적 야외 활동을 자제하고 바람이 잘 통하는 곳에서 지내며 통풍이 잘되는 옷을 입는다. (부득이 외출을 할 경우 챙이 넓은 모자를 쓰고 가벼운 옷차림을 하고 꼭 물병을 휴대한다)

❷ 정전에 대비한 손전등, 비상 식음료, 부채, 휴대용 라디오 등을 미리 확인한다.

❸ 집에서 가까운 병원의 연락처를 확인하고 본인과 가족의 열사병 등의 증상을 체크한다.

❹ 단수에 대비하여 생수를 준비하고 생활용수는 욕조에 미리 받아둔다.

❺ 물을 많이 마시되 너무 달거나 카페인이 들어간 음료, 주류 등은 마시지 않는다.

❻ 변압기를 점검하여 과부하를 사전 대비한다. (특히 오래된 공동주택은 각별히 주의한다)

❼ 커튼이나 천 등을 이용해 집안으로 들어오는 직사광선을 줄인다.

❽ 야외 활동을 해야 한다면 자주 휴식해주고 어지럼증이 있으면 바로 중단해야 한다.

❾ 창문이 닫힌 자동차 안에 노약자나 어린이를 홀로 남겨두지 않는다.

폭우와 태풍

❶ 자신이 살고 있는 곳의 지형이나 지질을 잘 조사하여 산사태나 하천 범람의 위험이 없는지 확인한다.
❷ 안전한 지역에 있을 때는 집에 머무는 것이 좋으나 그렇지 않다면 빠른 시간 안에 지정된 피난처로 대피한다.
❸ 태풍권이나 폭우가 내리는 지역에서는 정전과 단수 사태가 일어나기 쉬우므로 보조 전원장치와 라디오, 랜턴, 배터리를 점검하고 각종 용기에 물을 미리 받아둔다.
❹ 강풍에 유리창이 깨지는 것을 방지하기 위해 창문 밖을 합판 등으로 막아둔다.
❺ 유사시 연락할 수 있는 가까운 관청과 구조센터로 통하는 길을 알아둔다.
❻ 호우 시 산간 계곡 부근에는 토사의 유실을 경계하며 위험이 있다고 생각되면 즉시 대피한다. (산중턱의 골짜기 물이 갑자기 줄어드는 현상이 있을 때는 토사의 유실이 발생할 가능성이 많

으므로 조심한다)

❼ 물이 무릎 이상 빠지는 냇물은 가로질러 건너지 말고 물이 불어나 넘쳐흐르는 도로에서는 차를 몰지 않는다.

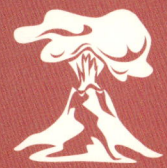

::2부::

위기의 지구에서
살아남는 응급 치료법

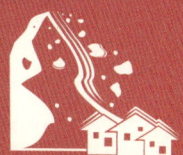

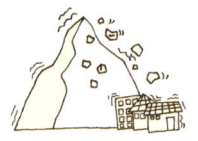

1
위급 상황에 대비한 호주머니 응급실 만들기

의료시설의 도움을 받을 수 없는 상황에 대비해 자신과 가족, 이웃을 살릴 수 있는 응급 치료법을 익혀두어야 한다. 특별한 의료 장비나 기술이 없는 상황에서 간단한 기구를 가지고 할 수 있는 응급처치법들을 익혀둔다면 위급 시 생존에 큰 도움이 될 것이다.

호주머니 응급실 준비물

병원의 도움을 받지 못하는 상황에서 응급처치를 해야 할 경우 기본적인 구급약품과 더불어 비품과 소모품도 준비해 두는 것이 좋다. 살고 있는 지역의 환경과 빈번하게 발생하는 질병, 인원수 등을 고려해 넉넉히 준비해 두면 많은 도움이 될 것이다.

TIP_ 호주머니 응급실 준비물

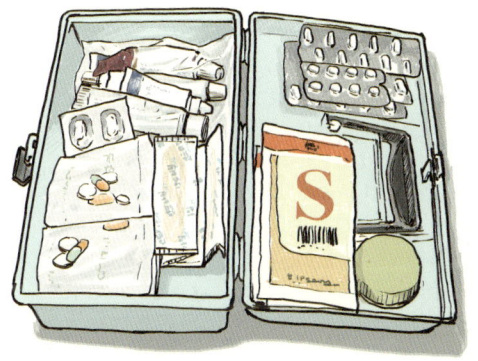

- 침(0.25mm*30mm 사이즈가 사용하기 무난함)
- 쑥뜸(1년 소요량은 1인당 8g 정도)
- 뜸 향(뜸에 불을 붙이는 향)
- 사혈침과 침관
- 라이터 혹은 성냥
- 부항

- 항생제 연고(ex 박트로반, 후시딘, 테라마이신안연고 등)
- 반창고(의료용 cyanoacrylate 접착제 같은 스킨 봉합제도 준비해 두면 좋다)
- 멸균 거즈
- 붕대
- 삼각건
- 진통 소염 해열제(ex 타이레놀, 부루펜, 아이들의 경우 시럽제제나 좌약 준비)
- 지사제(ex 스멕타)
- 소화제(ex 훼스탈, 어린이 백초시럽 등)
- 스테로이드 연고(ex 리도맥스, 트리코트, 평소에 사용하던 연고가 있다면 준비)
- 물파스
- 항히스타민제(ex 지르텍이나 베나드릴, 페니라민 등)
- 항생제 알약(페니실린 계열 혹은 세팔로스포린 계열의 항생제)
- 개인이 복용하는 전문 의약품
- 소독용 알코올, 과산화수소, 베타딘
- 모기 퇴치제
- 자외선 차단제
- 휴대용 정수 필터
- 죽염과 설탕 혹은 식염 정제(혹은 페디라, 에레드롤 등의 탈수 치료제)
- 우비(폴리에틸렌 제품은 옷에 방사능이 달라붙는 것을 방지해준다)와 장갑

- 가위, 핀셋
- 손 세정제
- 방진 마스크와 방호 안경
+
- 자신과 타인에 대한 사랑과 긍정적인 마음 자세

알아두어야 할 응급 치료의 기술

심폐소생술

| 성인과 소아의 심폐소생술 |

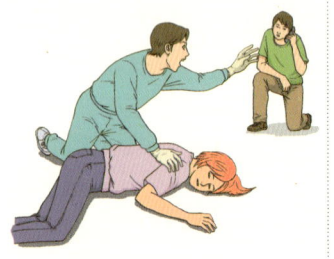

1. 의식 확인 및 구조 요청

양쪽 어깨를 가볍게 두드리며 의식을 확인 후 의식이 없으면 즉시 주변 사람에게 구조 요청을 한다.

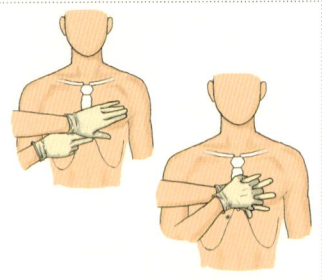

2. 가슴 압박

환자의 가슴 중앙에 깍지 낀 두 손의 손바닥 뒤꿈치를 댄 후 양팔을 쭉 편 상태에서 체중을 실어서 환자의 몸과 수직이 되도록 가슴을 압박한다.

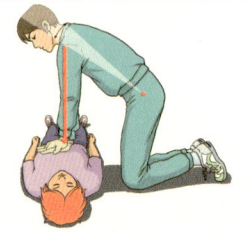

- 성인 : 5~6cm 깊이, 분당 100회 정도의 속도
- 8세 미만 : 흉곽 높이의 1/2~1/3 깊이로 압박하고 가슴 압박, 이완의 시간 비율은 1:1 정도로 한다.

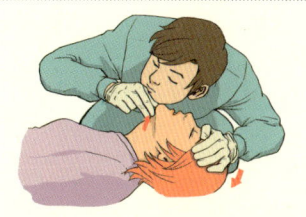

3. 기도 유지

성인 : 머리를 뒤로 약간 젖히고 턱을 들어주어 기도를 확보한다.
소아 : 턱을 들어 준다.
(머리를 뒤로 젖히면 오히려 기도가 막힐 수 있으므로 턱만 들어준다)

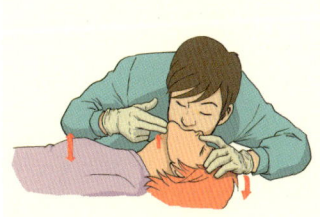

4. 인공호흡 2회

머리를 젖혔던 손의 엄지와 검지로 환자의 코를 잡아서 막고 입을 크게 벌려 환자의 입을 완전히 막은 뒤에 가슴이 올라올 정도로 1초 동안 숨을 불어넣는다.
(소아의 경우는 입으로 코까지 덮고 숨을 불어넣는다. 숨을 불어넣은 후에는 입을 떼고 코도 놓아주어서 공기가 배출되도록 한다)

숨을 불어넣을 때에는 환자의 가슴이 부풀어 오르는지 눈으로 확인한다.
(배가 불러오면 공기가 폐로 들어가지 않고 위로 들어간 것이다)

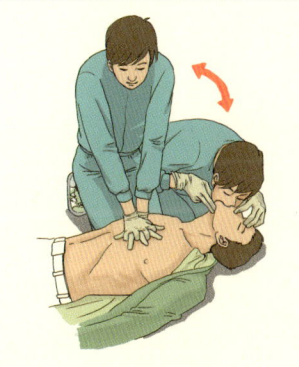

5. 가슴 압박과 인공호흡 반복

구급대원이 현장에 도착할 때까지 가슴 압박과 인공호흡을 30 : 2 회로 반복해서 시행한다.
(맥박-호흡-의식의 순으로 체크하며 맥박이 없는 경우에는 심폐소생술을 계속하고 맥박은 있으나 호흡이 없으면 분당 12회 정도의 인공호흡만을 계속한다)

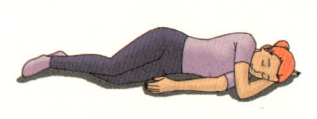

호흡과 맥박이 돌아왔을 때의 자세

6. 회복 자세

호흡과 맥박이 회복되더라도 금방 의식을 회복하지 못하는 경우가 있으므로 다음과 같은 자세를 취해주어 기도가 막히지 않도록 한다.

:: 목뼈 손상이 의심될 때의 기도 유지법 ::

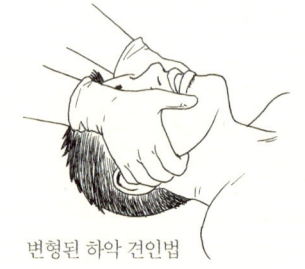

변형된 하악 견인법

목뼈에 부상이 있거나 예상되는 경우 팔꿈치를 환자가 누워 있는 바닥에 닿게 한 후 양손으로 환자의 귓불 밑의 양쪽 아래 턱 각을 잡고 들어 올리는 방법으로 기도 유지를 한다. 입술이 닫혀 있으면 아래 입술을 엄지로 밀어서 열리게 할 수 있다. 머리는 뒤로 경사지지 않게 하거나 옆으로 돌리지 않도록 지지해 준다.

 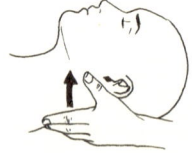

경추 손상이 있을지도 모르는 환자의 경우에는 목의 움직임을 피하고 살짝 턱만 들어준다.

1세 미만 영아의 심폐소생술

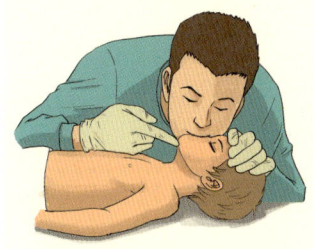

1. 인공호흡
구조자의 입으로 영아의 코와 입을 덮고 인공호흡을 2회 실시한다.
(영아는 머리를 심하게 뒤로 젖히면 오히려 기도가 폐쇄될 수 있으므로 이마를 가볍게 짚고 턱을 들어 올린다)

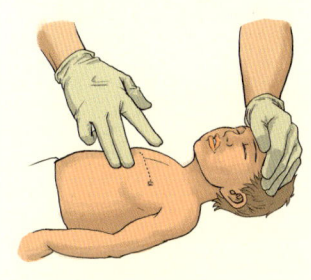

한손 압박법

2. 가슴 압박
아기를 평편하고 단단한 곳에 눕힌 후 양쪽 유두 사이를 이은 가상선이 흉골과 교차하는 지점에서 손가락 1개 정도 넓이의 아래 부위를 2~3손가락으로 흉곽이 전체의 1/3 정도 눌리도록 압박한다.

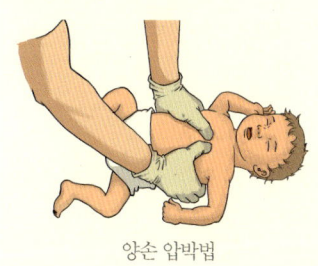

양손 압박법

3. 가슴 압박과 인공호흡 반복
가슴 압박과 인공호흡을 30 : 2 로 5세트 반복하고 의식 변화를 관찰한다.

※ 몸집이 작은 아이의 경우 입으로 불어넣는 호흡량을 작게 조절하여야 한다. 또 만 2살의 아이 기준 정상 맥박 수는 분당 100회로 성인(60~90회)보다 빠르므로

분당 60회 이하로 맥박이 뛰는 아이들은 순환이 충분하지 않은 것으로 판단하고 바로 흉부압박을 시작해야 한다.

기도 폐쇄 시 응급처치

| 성인의 기도 폐쇄 |

❶ 의식이 있고 기침을 할 수 있다면 계속해서 기침을 하도록 유도한다.

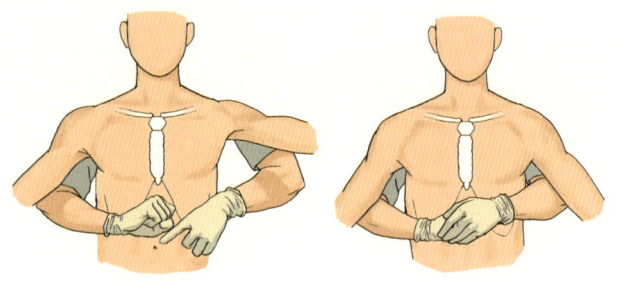

❷ 의식이 있으나 기침을 할 수 없는 경우 왼쪽 아래 그림과 같이 주먹 쥔 손의 엄지를 환자의 배꼽과 명치 중간에 두고 다른 한손으로 주먹 쥔 손을 감싸 빠르게 위로 밀쳐 올린다.

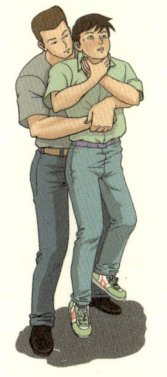
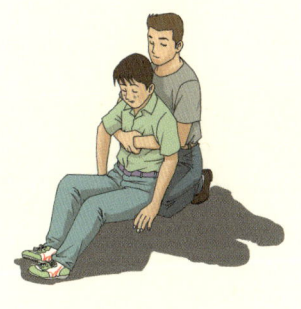

〈의식이 있을 때〉　　〈의식이 없을 때〉

❸ 의식이 완전히 없는 환자의 경우 위의 오른쪽 그림처럼 자세를 취한 후 한 손을 환자의 배꼽과 명치 사이에 놓고 다른 한 손을 위에 포갠다. 구조자는 환자의 좌 우 어느 쪽으로도 치우치지 않게 하여 4~5회 위로 빠르게 밀쳐 올린다.

1세 미만 영아의 기도 폐쇄

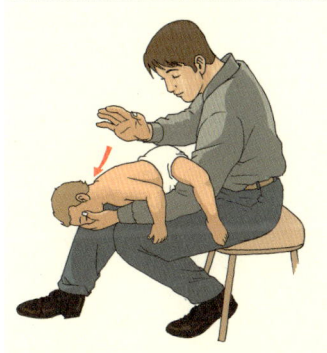

❶ 1세 미만의 경우는 다음 그림과 같이 자세를 취한 후 아이의 양쪽 견갑골 사이를 5회 연속으로 두드려 준다.

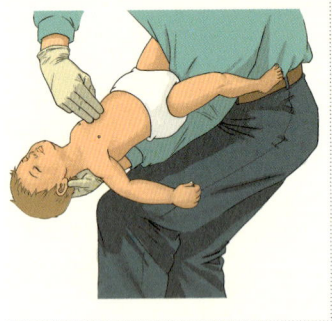

❷ 영아의 얼굴이 위를 향하도록 뒤집은 후 한손으로 영아의 머리와 목을 받치고 머리가 가슴보다 아래로 향하도록 기울인 자세를 취한다.

❸ 양쪽 유두 사이를 정중앙에서 손가락 1개 정도 넓이의 아래 부위를 2~3개의 손가락으로 흉곽이 1/3 정도 깊이로 눌리도록 5회 압박한다.

❹ 입안을 확인하여 이물질이 나왔다면 제거하고 이물질이 나오지 않았다면 등 두드리기와 가슴 압박을 5회씩 반복적으로 실시한다.

※ 기도 유지에 필요한 조치를 취한 후에도 환자가 숨을 쉬지 않고 맥이 없다면 즉시 심폐소생술을 시작해야 한다.

※ 임신이나 배가 많이 나온 비만한 사람의 경우는 가슴의 중앙에서 밀쳐 올리도록 한다.

TIP_ 심폐소생술 교육 관련 사이트

- 소방방재청 : www.nema.go.kr
- 대한심폐소생협회 : www.kacpr.org
- 대한적십자사 : www.redcross.or.kr

사혈하는 법

| 사혈瀉血이란? |

응급 시에는 특정 부위를 바늘로 따주어 피를 내는 것만으로도 효과적인 응급처치가 될 수 있다. 몸의 취약한 부분에 탁기(탁한 기운)가 들어가 막으면 중풍이나 뇌출혈 같은 증상이 오기 쉬운데 이는 기운이 제 길로 흐르지 못하기 때문이다. 사혈은 치료 목적으로 피를 몸 밖으로 빼 혈액과 기운의 순환을 도와주는 것으로 빠르고 손쉽게 할 수 있는 응급 치료법 중의 하나이다.

| 사혈이 효과적인 경우 |

소화 불량 같은 가벼운 증상부터 뇌출혈, 심장마비와 같은 중증 응급 상황에까지 모두 응용할 수 있다.

| 손 사혈의 방법과 순서 |

❶ 사혈 부위를 소독 후 사혈용 침이나 소독된 바늘로 그림의 번호 순서대로 오른손에서 왼손으로 손바닥에서 손등 순서로 1~2mm 정도의 깊이로 찔러 피를 짜낸다. (오른손과 손바닥이 음이고 왼손과 손등이 양인데, 음을 먼저 열어야 한다)

❷ 침으로 사혈한 후에는 그 부위에서 피가 나오지 않을 때까지 충분히 짜주어 정체되어 있는 피를 배출해 준다. (응급

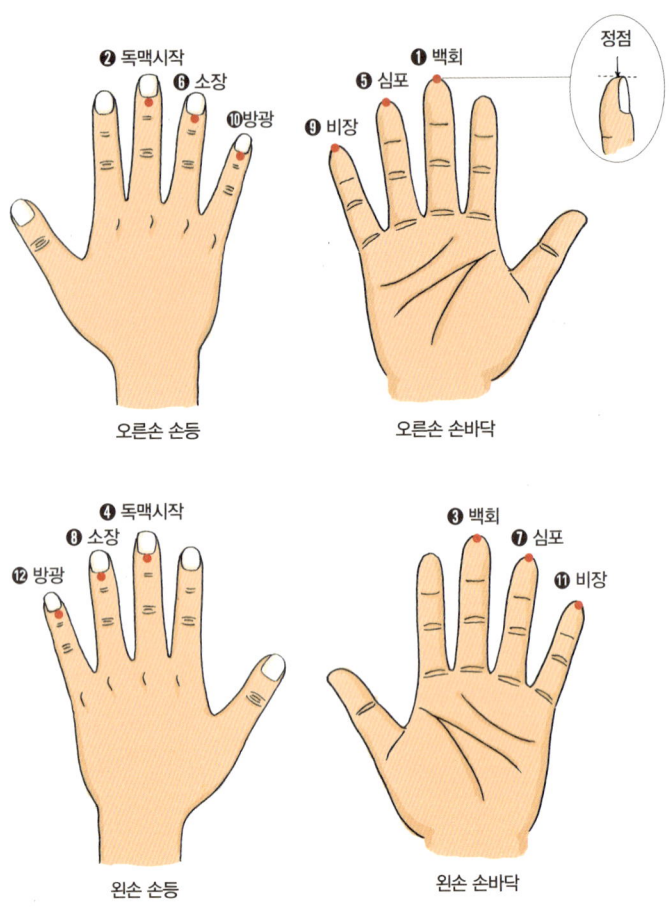

상황이나 몸이 매우 안 좋을 때는 손으로 짜주면 피가 멀리 쭉쭉 뻗어 나가는 것을 볼 수 있다)
❸ 사혈을 너무 자주 하면 몸에 무리가 올 수 있다. 어혈瘀血 같이 나쁜 피라 할지라도 몸의 순환이 잘되기만 하면 정화되어 다시 쓰일 수 있기 때문에 무조건 빼내는 것이 능사는 아니다.
❹ 부항 요법을 할 때도 마찬가지로 사혈 부항보다는 건식 부항을 권장한다. 건식 부항만으로도 효과는 충분하기 때문이다.
❺ 응급 시 사혈 침이 없으면 바늘로 해도 되며, 바늘 끝을 불로 굽는 등 소독한 후 한다.

| 사혈을 주의해서 해야 하는 사람 |

만성 허약자, 뇌 빈혈자, 출혈이 심한 자, 탈진자, 식음 전폐자, 수족과 전신이 극도로 차가운 자, 지혈이 안 되는 자.

혈자리 쉽게 찾는 법

응급 시 사혈과 침, 뜸으로 치료하기 위해 혈자리 찾는 법을 미리 익혀 두자.

| 혈자리 쉽게 찾는 법 |

❶ 침이나 뜸을 놓는 혈자리는 기운이 모여 있는 웅덩이로서 만져보면 포근하게 쏙 들어가거나 빨려 들어가는 느낌이 있는 곳이다.

❷ 혈자리를 찾을 때는 안내된 신체 부위에서 혈자리 느낌이 있는 곳을 촉진으로 찾아 시술할 수 있다.

❸ 혈자리 안내 시 단위는 보통 '촌寸'이라는 단어를 쓴다.

※ 1촌(= 1치) : 자신의 엄지손가락 너비 정도의 길이

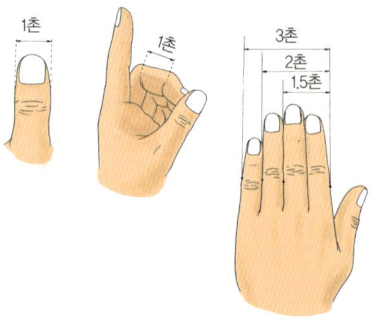

침 사용법

침의 원리

우리 몸에는 경락과 경혈이라는 생체 자극점이 상당수 분포되어 있다. 침으로 이러한 경락과 경혈을 자극하면 몸의 치유 기능이 빠르게 활성화되고 손상된 기능이 복원되는 효과가 있다.

침놓는 방법

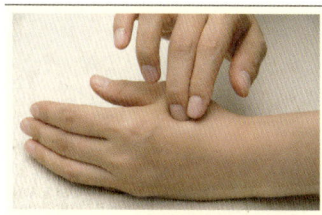

❶ 손끝으로 혈자리를 찾는다.
(중지 끝부분으로 찾는다. 혈자리는 주로 뼈와 뼈 사이, 뼈와 근육 사이, 근육과 근육 사이의 움푹 들어가는 곳에 포근하거나 부드럽게 빨려 들어간다거나 하는 느낌이 있다)

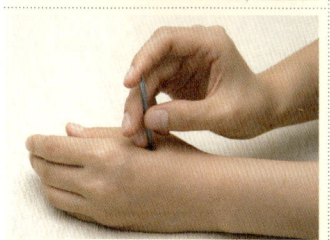

❷ 혈자리 위를 소독 후 침을 넣은 침관을 위치시킨다. (침관을 이용하지 않고 침을 시술해도 상관없으나 숙련되지 않았을 경우에는 통증이 있을 수 있다. 각도는 주로 인체면에 수직으로 찌르며, 보법이나 사법이냐에 따라 45도로 찌르기도 한다)

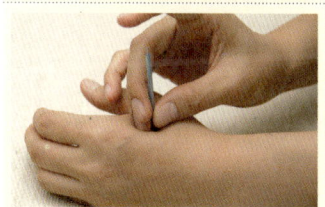

❸ 침자리 위에 세운 침관에 솟아 있는 침자루(침 뒷부분에 있는 손으로 잡는 부위)를 손가락으로 내려친다. 그러면 침이 피부를 뚫고 들어간다.

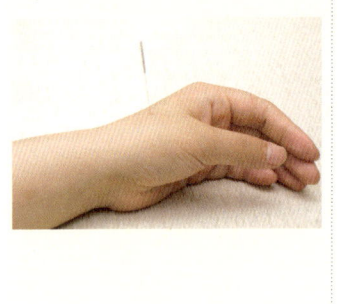

❹ 침이 피부를 뚫은 후에는 침관을 치우고 침 자루를 가볍게 쥐고 서서히 밀어 넣는다.
혈자리 부위에 따라 다르지만 보통 1~3cm 정도 침을 밀어 넣는다. 살이 두터운 허벅지와 같은 곳에는 깊게 밀어 넣고 살이 두텁지 않은 곳에는 얕게 밀어 넣는다. 침을 맞으면 득기(得氣)라 하여 환자에게 무언가 느껴져야 한다. 찌릿하거나 묵직하거나 하는 느낌은 득기가 왔다는 신호이다.

❺ 침은 보통 30분 내외로 유침(침을 꽂아놓음)하며 경우에 따라서는 1시간 이상 유침하는 경우도 있다. 침은 일주일에 세 번 정도 맞는 것이 가장 적당하나, 급한 질병인 경우에는 하루에 한 번 이상 맞는 경우도 있다.

❻ 침을 뽑을 때에는 천천히 뽑으며 침 맞은 자리는 소독된 솜으로 닦아준다.

침을 놓을 때 나타날 수 있는 부작용

훈침

훈침이란 침에 대한 경험이 없는 사람이나 신경이 날카로운 사람이 침을 맞고 갑자기 식은땀을 흘리거나 가슴이 답답하고 얼굴이 창백해지며 정신을 잃기도 하는 증상을 말한다. 이럴 경우 머리를 낮추고 다리를 높인 자세를 취해 안정시킨 후 변화를 관찰한다. 회복은 수해(소부)혈, 족해혈(본서 p.148 참고)에 침을 놓으면 좋아진다.

출혈

침을 뽑은 뒤 피가 나와 침을 놓았던 자리가 부어오를 수 있다. 출혈이 잘되는 체질이나 질병을 가진 환자에게는 최대한 가는 침을 쓰고 침을 놓을 때 주의를 기울인다. 만약 부어오르면 문질러주고 출혈이 되면 지혈이 될 때까지 꾹 눌러준다.

기흉

폐가 있는 부분에 깊게 침을 찔렀을 경우 호흡 곤란, 맥박 미약, 가슴에 답답함이나 통증 등의 증상이 있을 수 있다. 가슴 부위에는 깊게 침을 놓지 않도록 주의해야 한다.

발진

자침한 뒤 피부에 작은 발진이 생길 수 있다. 과민증이 있는 사람에게 일어날 수 있지만 2~3일 뒤 가라앉는다. 큰 침이나 소독이 안 된 침을 사용하는 경우 일어날 수 있으므로 큰 침보다는 가는 침을 주로 사용하고 소독을 철저히 하고 침을 놓아야 한다.

침이 잘 안 뽑힐 때

갑자기 근육 경련이 일어나거나 수축하여 피하조직 내에서 침이 구부러져 침을 빼기 어려운 경우가 있다. 이때 무리하게 침을 빼면 침이 끊길 수 있으므로 침을 놓은 부위 주변을 손가락으로 살짝 누르고 30초~1분간 조용히 있으면서 근육의 긴장이 조금 풀리는 무렵에 조금씩 살살 침을 뺀다.

뜸 치료법

뜸의 원리

뜸을 뜬다는 것은 약쑥을 쌀알 반 정도의 크기로 빚어 살 위의 혈자리에 놓고 불을 붙여서 열기가 살 속으로 퍼지게 하는 행위를 말한다. 뜸을 뜨면 따뜻한 기운이 경락을 타고 흐르며 이종단백질이 생성되어 인체의 면역력, 생명력을 향상시켜 질병의 치료와 회복을 돕는다.

뜸의 종류

뜸은 직접 피부에 닿게 하느냐 그렇지 않느냐에 따라 직접구와 간접구로 나눈다.

직접구는 주로 피부에 상처를 남기는 유흔구를 말하는 것으로 비교적 뜸을 뜰 때 고통이 크고 흔적이 남으나 효과는 뛰어난 것으로 알려져 있다. 피부에 생기는 화상으로 인해 이종단백질이 생성되어 면역반응을 일으킨다는 견해도 널리 받아들여지고 있다. 직접구 중에도 상처를 남기지 않는 무흔구가 있는데 뜸이 다 타기 전에 집어내거나 꺼버리는 방법을 이용하는 것이다.

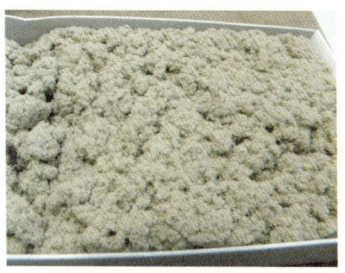
〈직접구에 쓰이는 뜸〉

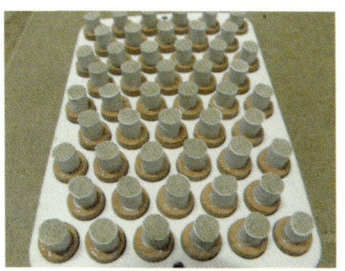
〈간접구에 쓰이는 뜸〉

간접구는 뜸을 시술하고자 하는 혈자리 위에 마늘, 생강, 소금, 부자 등을 올려놓고 그 위에 뜸 기둥을 세워 시술을 하는 방법이다. 현대에 와서는 대량 조제되어 나오는 방식으로 간편하게 뜸을 뜰 수 있는 간접구가 시중에서 많이 판매되고 있다. 간접구의 효과에 대해서는 인정하지 않는 견해부터 직접구에 버금

간다는 견해까지 다양하지만 직접구에 비해서는 효과가 약하다는 것이 중론이다. 하지만 상처가 남지 않고 고통이 훨씬 덜하다는 점에서 장점이 많다. 직접구가 더욱 효과적인 것으로 알려져 있지만 간접구도 함께 준비해 놓으면 유사시 요긴하게 쓰일 수 있다.

뜸뜨는 법

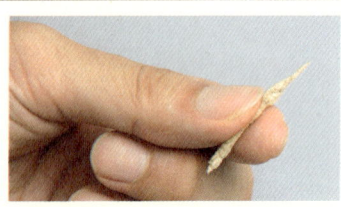

❶ 왼손 엄지와 검지 사이에 소량의 뜸쑥을 놓고 엄지로 살살 굴려 가는 실처럼 길게 늘인다.

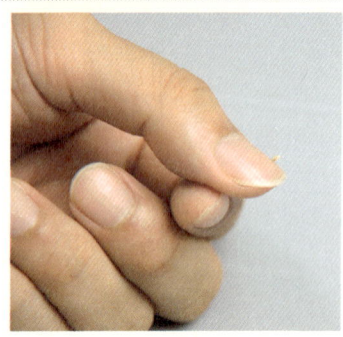

❷ 늘어난 뜸쑥을 오른손 엄지와 검지로 살짝 집어 쌀알 반 정도 크기로 떼어낸다.

❸ 왼손 엄지손톱 위에 침이나 물을 살짝 묻힌다.

❹ 오른손으로 떼어낸 뜸 봉을 왼손 엄지손톱 위에 살짝 얹어 물기를 묻힌다.

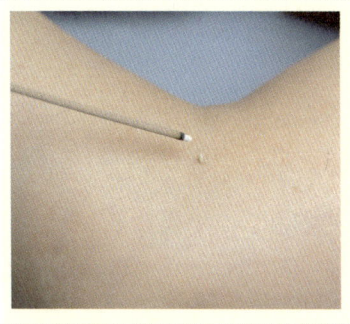

❺ 뜸 봉을 뜸을 뜰 자리에 옮겨 붙이고 향으로 뜸 봉 끝에 불을 붙인다.

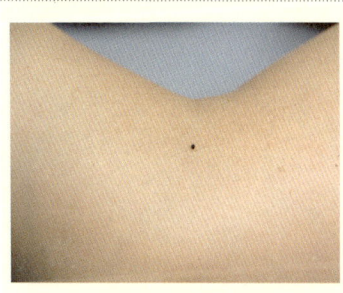

❻ 뜸은 보통 한 자리에 5장씩 뜨는데 둘째 장부터는 물 묻히는 과정을 생략하고 타고 남은 재 위에 뜸 봉을 올려붙이면 된다.

| 뜸 뜰 때 유의점 |

❶ 뜸은 매일 뜨는 게 좋다.

❷ 쑥뜸에 사용되는 쑥은 3년 이상 묵은 것이 좋다.

❸ 뜸은 쌀알 반 정도 크기로 하고 처음에 3장부터 해서 점차 늘려 나간다. ('장'은 횟수를 말함)

❹ 5장까지는 타 버린 재 위에 그대로 뜨고, 5장이 넘어가면

뜸자리가 커질 수 있으므로 재를 닦아준 다음 뜬다.
❺ 뜸 뜬 후 물집이 생기는 것은 불량 쑥을 썼거나 쑥 봉을 힘주어 비볐기 때문이다. 물집은 그냥 두거나 침으로 터트려도 되고 그 위에 바로 뜸을 떠도 몸속으로 자연스레 흡수된다.
❻ 딱지가 생겨도 그 위에 그대로 계속 뜸을 뜨면 된다.
❼ 뜸을 뜬 후 가려운 것은 증상이 호전되는 명현현상이니 그대로 두어도 된다.
❽ 명상을 시작한 지 1~2년 내의 분들은 중단이나 단전 같은 임독맥 위의 혈자리에 뜸을 뜰 때 혈자리 형성에 영향을 받을 수 있으니 주의를 요한다.

| 뜸을 떠서는 안 되는 곳 |

머리의 측발제(측면의 머리가 나기 시작하는 부위)에 있는 혈관 위나 목 앞쪽의 양쪽 경동맥 부근, 서혜부 염증으로 부어오른 부위, 손의 맥이 뛰는 것이 보이는 자리, 얼굴과 심장 바로 위, 젖꼭지, 음부 등은 뜸을 피한다.

| 큰 뜸을 피해야 하는 경우 |

감염병, 열이 많은 병(열이 많은 증상에는 침, 한寒이 많은 증상에는 뜸을 뜨는 것이 기본 원칙이나 허해져서 생기는 열 증상, 예를 들어 허약해서 생긴 감기나 열사병 등에는 뜸을 뜰 수 있다), 악성종양, 고름이 나오는 질병, 각종 피부병, 임신 중, 중병 후 매우 쇠약했을 때, 혈압이 비정상적으로 높을 때, 출혈하기 쉬운 체질의 경우.

> **TIP_ 혈자리에 뜸 뜨는 기본 순서**
>
> **몸 전체에 뜸을 뜰 때**
> - 등 부위 ⋯▶ 팔, 머리 부위 ⋯▶ 다리 부위 ⋯▶ 배 부위 순서로 뜬다.
>
> **각 부위 안에서 뜰 때**
> - 몸 아래쪽에서 위쪽 순으로 혈자리를 1장씩 옮겨가며 뜬다.
>
> **예)**
>
> 1. 등 부위의 고황과 폐유에 3장 뜸을 뜬다면
>
> '좌고황 1장⋯▶우고황 1⋯▶좌폐유 1장⋯▶우폐유 1장'을 1세트로 3세트 뜬다.
>
> 2. 곡지와 백회에 뜸을 뜬다면
>
> '좌곡지 1장 ⋯▶ 우곡지 1장 ⋯▶ 백회 1장'을 한 세트로 반복해 원하는 장수만큼 뜬다.
>
> 3. 족삼리에 뜸을 뜬다면
>
> 좌족삼리 ⋯▶ 우족삼리를 반복해서 뜬다.

| 뜸의 반응으로 나타날 수 있는 증상들 |

❶ 뜸을 뜬 후 며칠 동안 온몸이 심하게 나른해지거나 발열, 식욕부진, 설사 등이 생길 수 있으나 일시적인 현상이므로 뜸을 계속 뜰 경우 사라지는 경우가 많다.

❷ 물집과 가피가 생길 수 있다. 아주 큰 물집은 소독한 침으로 수액을 빼내고 작은 물집이나 가피는 그 위에 그대로 뜸을 뜨면 된다.

❸ 뜸자리가 곪을 경우 그 뜸자리는 치유될 때까지 뜸을 쉰다.

❹ 예민한 사람이나 소아, 처음 뜸을 뜨는 사람의 경우 뜸의 열감을 참지 못하는 경우가 있다. 이럴 때는 뜸을 뜨는 순간 주변을 손가락으로 눌러주거나 처음 2~3장의 뜸은 거의 타들어 갔을 때 손가락으로 눌러 꺼주어 뜨거움에 적응하도록 해주는 것도 도움이 된다.

| 쑥뜸을 만드는 법 |

뜸을 떠야 하는데 준비해둔 뜸이 없다면 직접 쑥을 채취해 만들어 쓸 수 있다.

❶ 쑥(쑥을 구할 수 없다면 낙엽)을 채취해 습기가 없도록 바짝 말린다.

❷ 깨끗한 잎을 골라서 먼지나 부스러기를 제거한다.

❸ 절구 등으로 잘게 찧는다.

❹ 잘게 찧어진 쑥을 체로 여러 번 쳐서 잡질을 제거한다.

❺ 흰 것을 골라서 다시 솜처럼 부드럽게 될 때까지 찧는다.

❻ 솜처럼 부드럽게 되면 뜸 봉을 만들어 뜸을 뜬다.

부항 요법

부항 요법이란?

부항이란 항아리를 몸에 붙인다는 뜻으로 흡각 요법이라고도 하는데 그 원리는 열 또는 음압 장치로 부항기 안에 음압을 걸어 피부에 붙임으로써 혈액 순환을 자극하는 것이다. 부항 요법은 인체에 정체된 독소와 어혈을 제거해 주고 혈액을 맑게 정화함으로써 건강을 회복시켜주는 탁월한 효과가 있다. 또한 신진대사 촉진, 신경 안정, 자연 치유력 강화, 체내가스 교환

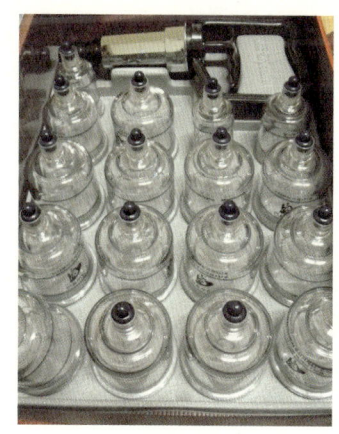

〈부항기〉

촉진, 경혈 자극 등의 효과가 있다.

| 부항 요법의 종류 |

	습부항	건부항
방법	인체의 해당 부위와 기구를 소독한 후 침으로 점자 출혈시켜 부항 컵을 붙이고 음압시킨 후 5~10분 정도 경과 후 제거하고 피를 잘 닦아준다.	침으로 사혈하지 않고 부항을 붙이고 5~10분 정도 경과 후 제거한다. 등 부분은 목 아래부터 골반 위까지 시술하면 좋다.
효과	관절통 등 질병으로 인한 각종 통증, 여드름, 종기 등의 질환 치료에 활용된다.	혈관을 확장하고 근육을 자극하여 기혈순환을 돕는 역할을 한다. 피부에 탄력을 주고 지방의 대사를 촉진시키는 데 효과적이다.

| 부항 요법 적용 부위에 나타날 수 있는 반응 |

부항을 적용한 부위가 자색을 띠고 물집이 생기거나, 심한 압통이 느껴질 경우는 어혈이나 노폐물이 많다고 볼 수 있다. 혈액 순환이 잘 안 되는 부위일수록 자국이 심하게 남는 경향이 있다. 그러나 2~3주 정도 계속하여 부항 요법을 하면 그 부위의 혈액 순환이 활성화되어 자국이 남지 않고 치료의 효과를 볼 수 있다.

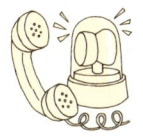

2

위급 상황에서 응급처치

응급 상황을 알아차리는 법

쇼크는 과도한 출혈, 심장박동 이상으로 순환이 잘 안 되는 경우, 알레르기성 과민반응으로 기도가 수축되어 숨을 못 쉬거나 척추 손상으로 신경이 제 기능을 못하는 경우, 패혈증 혹은 정신적인 충격 등으로 생길 수 있다.

| 쇼크의 증상 |

목마름을 호소, 구토, 불안감과 두려운 표정, 어지러움을 호

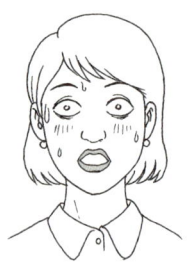
소, 의식의 소실, 동공 확대(눈동자 반응 저하), 창백하고 차가운 피부, 진땀, 빠르고 불규칙하고 얕은 호흡, 약하고 빠른 맥박, 청색 입술

쇼크 시 대처법

쇼크는 생명이 위급한 상황이다. 따라서 쇼크가 의심될 경우는 즉각 다음과 같은 응급조치를 취해야 한다

❶ 숨을 쉬지 않거나 맥박이 잡히지 않는 경우 즉각 심폐소생술을 실시한다.
❷ 토하는 경우 몸을 옆으로 굴려서 입 안의 물질이 기도로 넘어가지 않도록 한다.
❸ 아무것도 먹이지 않도록 한다. (환자가 목이 마르다고 해서 마실 것이나 먹을 것을 주게 되면 기도 유지가 안 되는 상황에 빠졌을 때 매우 위험할 수 있다)
❹ 출혈에 의한 쇼크라면 환자를 눕히고 다리를 30cm 정도 올려주고 출혈이 많은 부위는 심장보다 높게 한다.
❺ 머리에 출혈이 의심된다면 머리를 30도 정도 올려주는 자

세를 취해준다.

❻ 심부전이 있는 환자는 앉히거나 머리를 올려주는 것이 좋다.

❼ 가슴에 외상이 있다면 앉은 자세를 취해준다.

❽ 경추 손상이 의심되는 경우 함부로 목을 움직이면 안 된다.

쇼크 시 응급처치

고혈압이나 저혈압 등 순환 장애로 갑작스럽게 졸도하는 상황, 심근경색이나 협심증 등으로 가슴에 갑작스런 통증이 있고 호흡 곤란이 생기는 위급한 상황(특히 심근경색이나 협심증으로 가슴에 쥐어짜는 느낌 등이 생기면서 팔 쪽으로 뻗치는 통증이 생길 때), 극심한 통증으로 호흡이 곤란해질 때 다음 혈자리에 응급처치를 할 수 있다. 만약 증상이 심하지 않거나 치료법을 적용하기 어렵다면 혈자리 마사지로도 증상 완화에 도움이 된다.

적용 증상

고혈압, 허혈성 심장 질환, 관상동맥 질환, 협심증, 심근경색증, 죽상경화증(동맥경화증), 뇌혈관 질환, 뇌졸중, 부정맥 등

치료 우선순위

❶ 사혈 ❷ 침

쇼크 시 사혈법

순서 : 주횡문 ···▶ 사화중 ···▶ 사화외 ···▶ 화포

	위치	팔 내측 주횡문
	찾는 법	팔꿈치 내측 접히는 가로선 주변 부위
	적응증 및 치료법	극심한 심장 통증 시 사혈을 하면 검은 피가 뿜어져 나오며 효과를 볼 수 있다.

혈자리명	사화중, 사회외

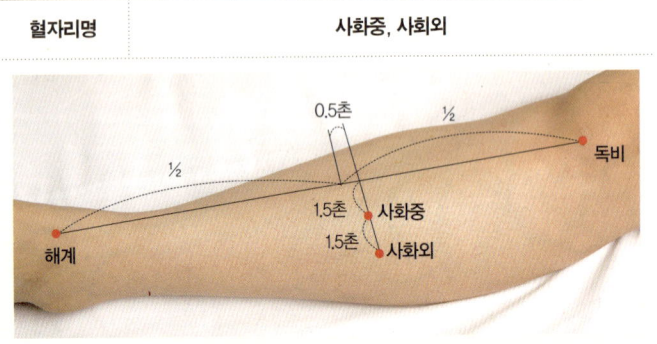

찾는 법	❶ 무릎 아래쪽 가운데에서 외측으로 움푹 들어가는 자리가 있는데 이 자리가 독비이다. ❷ 독비와 발목 사이 정 가운데 점을 잡는다. ❸ 독비와 발목 가운데 점(정강이뼈)에서 0.5촌 정도 위로 올라오면 약간 돌출된 부분이 만져지는데 그 외측 1.5촌 부위가 사화중이다. ❹ 사화중에서 다시 1.5촌 외측으로 간 부위가 사화외이다.
적응증 및 치료법	쇼크, 심장마비, 동맥경화로 인한 졸도, 위장, 폐와 관련된 질환에 효과적이다. 두 혈자리 주위를 란셋이나 침으로 찔러 사혈을 하고 부항을 한다.

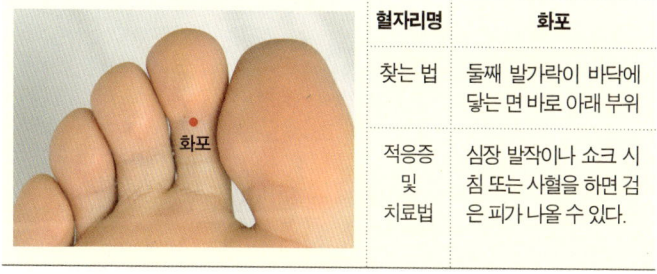

혈자리명	화포
찾는 법	둘째 발가락이 바닥에 닿는 면 바로 아래 부위
적응증 및 치료법	심장 발작이나 쇼크 시 침 또는 사혈을 하면 검은 피가 나올 수 있다.

쇼크 시 침 치료법

순서 : 화경 ···▶ 화주 ···▶ 내관 ···▶ 인중에 차례로 침을 놓는다.

혈자리명	화경, 화주
찾는 법	**화경** 첫째 발가락과 두 번째 발가락의 접합부에서 0.5촌 위 **화주** 화경에서 1촌 정도 위 뼈 바로 아래
적응증 및 치료법	심장마비, 협심증, 쇼크 시 탁월한 반응을 보인다. 수족냉증이나 마비에도 효과가 좋다. 화주혈은 뼈에 붙여서 침을 놓는다.

혈자리명	내관
찾는 법	손목 안쪽 주름에서 2촌 위에 있는데 손목 정중앙에 장장근건, 수근굴근건이라는 두 개의 건 사이에 위치
적응증 및 치료법	졸도, 중풍, 협심증 등 심장과 관련된 질환, 불면증, 가슴 두근거림, 구토, 소화 장애 등에 침을 놓거나 지압한다.

혈자리명	인중
찾는 법	코밑에서 입술 위까지의 인중구를 삼등분했을 때 위에서 1/3 되는 부위
적응증 및 치료법	구급혈로 실신, 구안와사, 뇌출혈, 급체, 호흡곤란, 심리적 충격 등으로 졸도 시에 침을 놓거나 바늘로 찔러 피를 약간 내준다.

고열 시 응급 처치법

소상, 이첨에 사혈한다.

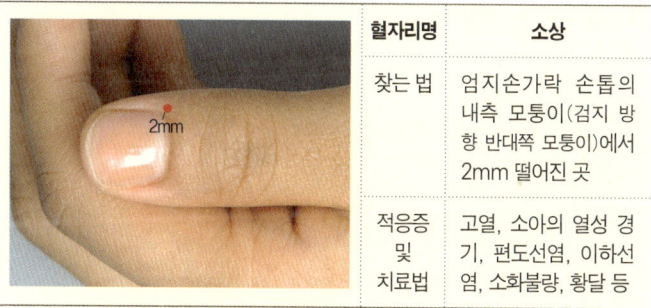

혈자리명	소상
찾는 법	엄지손가락 손톱의 내측 모퉁이(검지 방향 반대쪽 모퉁이)에서 2mm 떨어진 곳
적응증 및 치료법	고열, 소아의 열성 경기, 편도선염, 이하선염, 소화불량, 황달 등

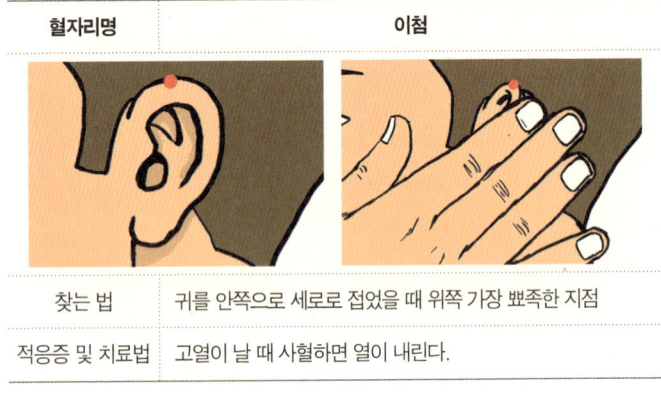

혈자리명	이첨
찾는 법	귀를 안쪽으로 세로로 접었을 때 위쪽 가장 뾰족한 지점
적응증 및 치료법	고열이 날 때 사혈하면 열이 내린다.

유독 가스에 중독되었을 때

화산폭발, 지진 시 화재로 인한 가스 흡인으로 생명이 위독할 때

| 응급처치 |

❶ 되도록 빨리 신선한 공기가 있는 곳으로 옮긴다.
❷ 의식을 잃었을 때는 인공호흡이나 산소흡입 등을 하고 병원으로 옮길 수 있다면 즉시 옮겨 치료를 받도록 한다.
❸ 손끝 사혈을 하고 절대 안정을 시킨다.

❹ 호흡과 혈액순환을 돕기 위해 옷을 느슨하게 풀어 주며 몸을 따뜻하게 해준다.

| 인산 구급 뜸법 |

만약 가슴에 따뜻한 기운이 남아 있고 항문이 열려 있지 않았으면 소생 가능성이 있으므로 구급 뜸을 떠 회생하도록 시도할 수 있다.

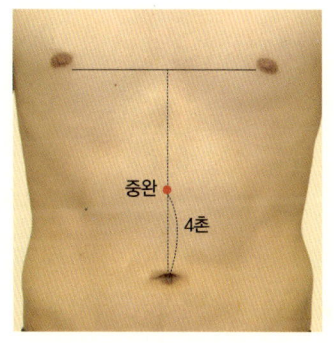

방법

배꼽 위 4촌 지점의 중완에 9분 이상 타는 뜸을 약 15장 뜬다. (이 방법은 갑자기 발생한 위급한 상황에서만 써야 하는 이름 그대로 구급처방으로 만성 지병으로 고생하는 환자에게 쓰면 오히려 더 위험할 수 있으므로 각별히 주의해야 한다)

가스 중독 시 도움이 되는 음식

무즙이나 동치미 국물

무를 갈아서 먹거나 동치미 국물을 마신다. 무와 동치미 국물에 있는 유황 성분은 해독작용을 도와주고 가스 중독으로 인한 두통과 어지러움 완화에 도움을 준다. 달면서 맵고 따뜻한 성질은 폐와 위에 작용하여 소화를 돕고 기가 치솟은 것을 내려주며 담이 뭉친 것을 없애준다.

송절(소나무 가지), 은행

송절은 심장과 폐에 작용해 풍습과 경련을 없애고 기혈의 순환을 촉진하는 작용을 해 해독에 도움을 준다. 또 진통 작용을 해 관절통, 류마티스 관절염, 각기병, 타박상 등에 효과가 있다. 은행은 폐에 작용하여 가래와 기침을 멈추고 가슴이 답답하고 숨이 차는 증상, 관상동맥 혈액순환 개선 등의 효과가 있다.

익사 위기에 처했을 때

| 익사 위기에 처했을 때 인산 구급 뜸법 |

물에 빠져 피부가 싸늘하게 얼어 있더라도 항문을 살펴보아 아직 완전히 열리지 않은 상태이면 몸의 온기를 회복시켜야 한다. 몸을 덥힐 수 있는 것이 없다면 우선 손으로 가슴 부위를 중심으로 온몸을 마찰시켜 몸의 온기를 회복하고 중완에 15분~35분 정도 타는 큰 뜸을 뜬다.

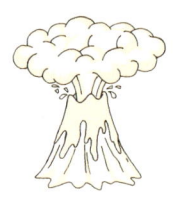

3
호흡기 질환 응급처치

호흡기계 질환

치료 우선순위
❶ 침 ❷ 뜸

침 치료법

적용 증상

폐기종, 만성 폐쇄성 폐질환, 만성 폐렴과 같은 호흡기 기능 부

전으로 인한 질환과 화산가스, 화산재로 인한 호흡기 불편감

순서 : 사마중 ⋯▶ 사마상 ⋯▶ 거담 ⋯▶ 수통, 수금

혈자리명	사마중, 사마상

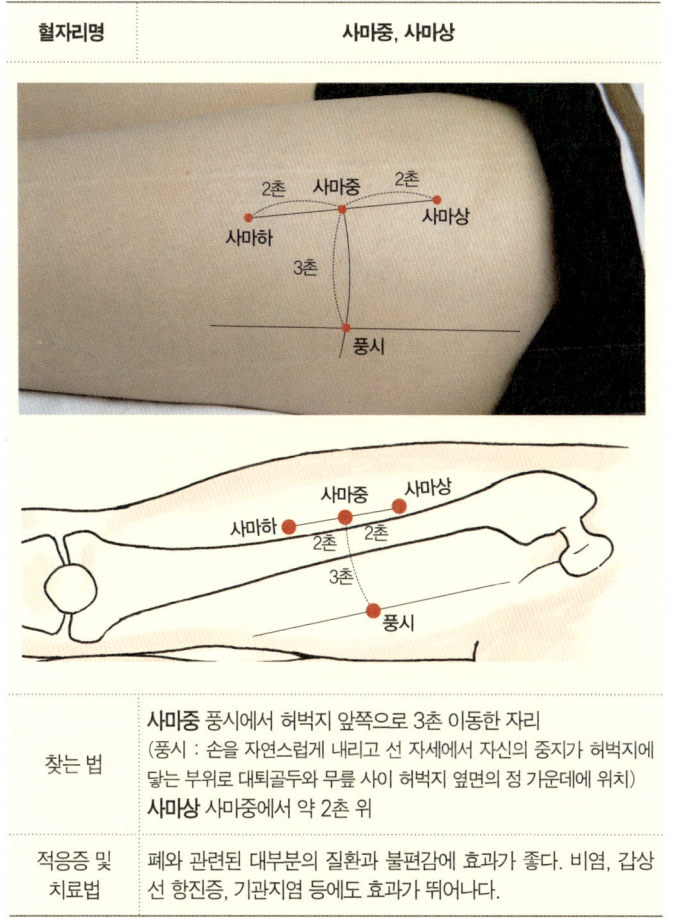

찾는 법	**사마중** 풍시에서 허벅지 앞쪽으로 3촌 이동한 자리 (풍시 : 손을 자연스럽게 내리고 선 자세에서 자신의 중지가 허벅지에 닿는 부위로 대퇴골두와 무릎 사이 허벅지 옆면의 정 가운데에 위치) **사마상** 사마중에서 약 2촌 위
적응증 및 치료법	폐와 관련된 대부분의 질환과 불편감에 효과가 좋다. 비염, 갑상선 항진증, 기관지염 등에도 효과가 뛰어나다.

혈자리명	거담

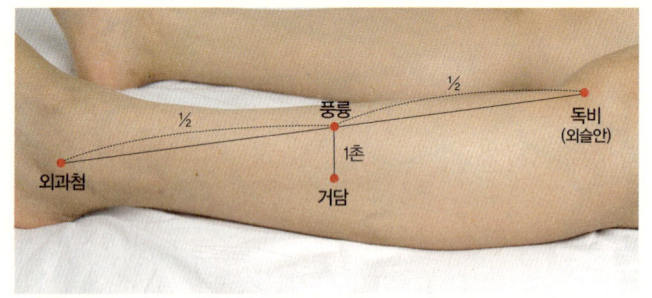

찾는 법	**거담** 풍륭에서 인체 측면으로 약 1촌 정도 이동된 자리 (풍륭 : 독비와 바깥 복숭아뼈의 가장 높은 곳인 외과첨 사이의 정 가운데에 위치)
적응증 및 치료법	기침, 가래, 감기, 기관지 질환으로 인한 증상

〔참고〕 독비와 외과첨 찾기

	혈자리명	독비(외슬안)
	찾는 법	다리를 쭉 펴고 무릎 아래쪽을 가만히 만져 보면 양쪽 오목한 부분에서 바깥쪽에 있는 부분(족삼리 직상방 3촌 부위로 오목하게 들어간 부분)

혈자리명	외과첨
찾는 법	바깥 복숭아 뼈의 가장 높은 곳

	혈자리명	수통, 수금
	찾는 법	**수통** 입술의 가장자리 끝나는 부위에서 수직으로 0.5촌 정도 내려온 부위 **수금** 수통에서 입술의 각도에 따라 사선으로 0.5촌 정도 내려온 부위
	적응증 및 치료법	기침에 특효. 요통이나 근육통에도 효과가 좋다.

뜸 치료법

적용 증상

폐기종, 만성 폐쇄성 폐질환 등 폐의 기능 부전으로 인한 문제와 화산 가스, 화산재로 인한 호흡기 질환

순서 : 폐유 ⋯▶ 풍문 ⋯▶ 곡지 ⋯▶ 족삼리 ⋯▶ 중완 ⋯▶ 전중 ⋯▶ 천돌

혈자리명	폐유, 풍문, 곡지, 족삼리, 중완, 전중, 천돌

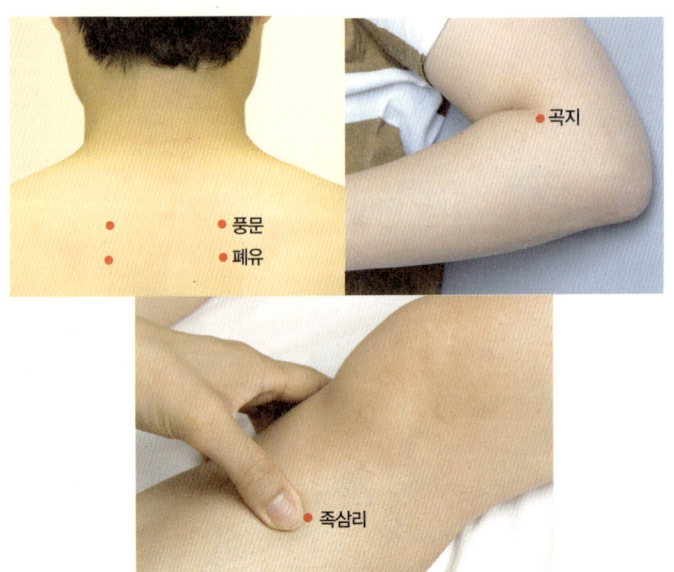

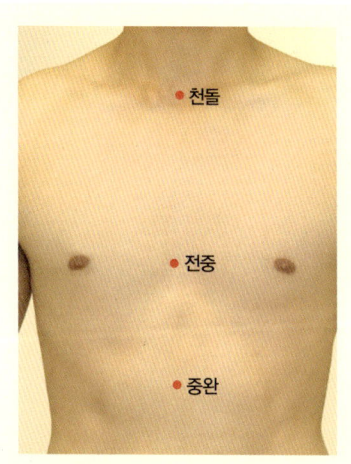

찾는 법	**폐유** 흉추 3번 좌우 1.5촌 되는 부위 **풍문** 폐유 위에 있는 흉추 2번 좌우 1.5촌 **곡지** 팔꿈치를 구부리고 손바닥을 반대편 젖가슴에 댄 자세에서 팔꿈치 가로무늬(주횡문)가 끝나는 곳 **족삼리** 슬개골 밑 바로 바깥쪽으로 움푹 들어간 곳에서 3촌 내려와 만져지는 경골에서 바깥쪽으로 1촌 **중완** 배꼽 위 4촌 **전중** 양 젖꼭지 가운데 **천돌** 목 아래 움푹 파인 부분
적응증 및 치료법	독을 빼주는 데 좋은 효과적인 뜸자리. 공기오염 혹은 화산재 등으로 호흡기 질환을 일으켰을 때 응용해볼 수 있다. / 폐유, 풍문에 뜸을 9~15장 뜨고 가래나 기침 증상이 심할 때는 천돌에 5장 추가로 뜸을 뜬다.

호흡기 감염병

침 치료법

적용 증상

세균과 바이러스로 인한 각종 감염성 호흡기 질환

순서 : 차삼 ⋯▶ 목혈 ⋯▶ 토수

혈자리명	차삼
찾는 법	두 번째와 세 번째 손가락 사이 적백육제˙와 물갈퀴의 중간

- 손발과 팔다리의 안쪽에 약간 흰 빛을 띠는 살갗과 바깥쪽에 약간 붉은 빛을 띠는 살갗의 경계 부위

적응증 및 치료법	피로회복과 대퇴부 통증에 효과적이다. 특히 이곳은 면역력과 생명력에 관계되는 심포경락의 선상에 있어 효과적이다. 이곳에 4cm 정도로 깊숙이 자침을 하면 감기가 대부분 호전된다. 자침할 때는 손을 펴고 손목이 꺾이지 않은 상태에서 손가락을 약간 벌리고 한다. 사진처럼 물갈퀴와 적백육제 사이로 침을 넣는다.

혈자리명	목혈

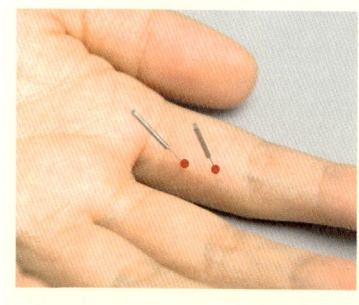 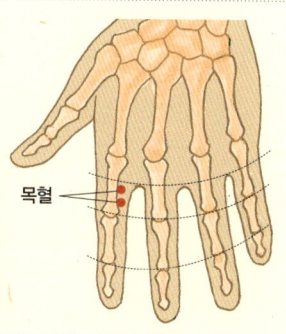

찾는 법	검지의 바닥 쪽을 세로로 세 등분한 선 중 중지쪽 선상 첫 번째 마디를 삼등분한 두 혈자리
적응증 및 치료법	목혈은 사진에서처럼 두개의 혈자리가 있는데 아래에 있는 하나의 혈자리를 쓰는 경우도 있다. 코가 막히는 증상, 콧물이 흐르는 증상에 특히 효과적이고 차삼과 함께 쓰면 좋다. 피부가 갈라지거나 가려워서 출혈이 되는 증상, 눈이 침침하거나 눈물이 나는 증상에도 효과적이다.

혈자리명	토수

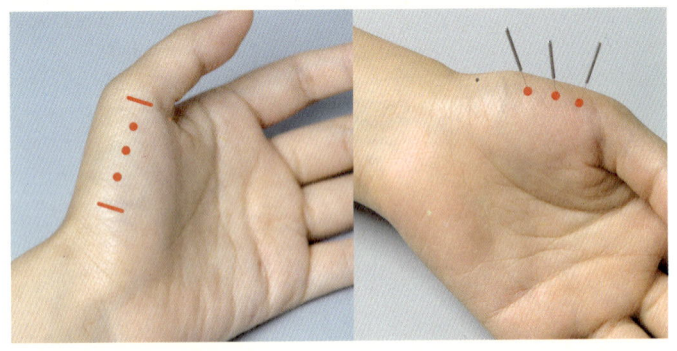

찾는 법	엄지손가락 뒤에 있는 제1중수골에서 뼈가 가장 융기된 두 개의 부분(사진의 기준선) 한가운데 지점과 가운데 점에서 양 쪽의 줄 사이에 각 중간 지점. 3곳 모두 토수이다.
적응증 및 치료법	감기나 호흡기 질환으로 인한 인후통, 소화불량 등

뜸 치료법

적용 증상

세균과 바이러스로 인한 감염성 호흡기 질환

순서 : 폐유 ⋯▶ 풍문 ⋯▶ 대추 ⋯▶ 곡지 ⋯▶ 족삼리 ⋯▶ 중완

혈자리명	폐유, 풍문, 대추, 곡지, 족삼리, 중완

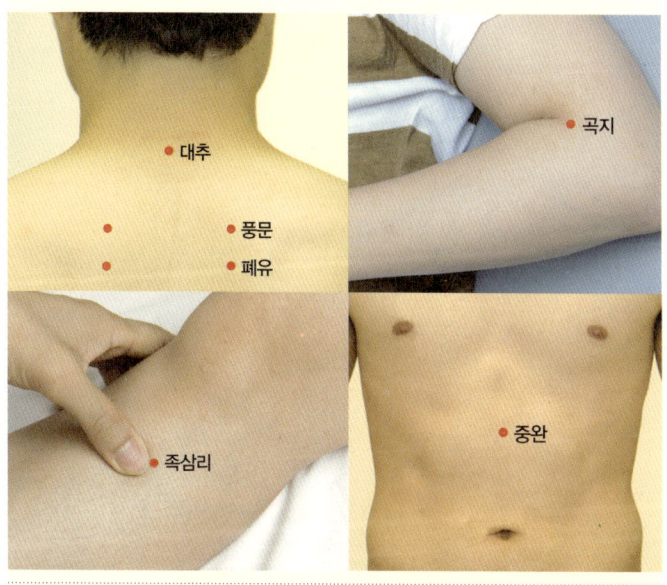

찾는 법	**폐유** 흉추 3번 좌우 1.5촌 되는 부위 **풍문** 폐유 위에 있는 흉추 2번 좌우 1.5촌 **대추** 경추 7번과 흉추 1번 사이 **곡지** 팔꿈치를 구부리고 손바닥을 반대편 젖가슴에 댄 자세에서 팔꿈치 가로무늬(주횡문)가 끝나는 곳 **족삼리** 슬개골 밑 바로 바깥쪽으로 움푹 들어간 곳에서 3촌 내려와 만져지는 경골에서 바깥쪽으로 1촌 **중완** 배꼽 위 4촌
적응증 및 치료법	이곳에 뜸을 뜨면 폐기운을 강화시켜 막힌 땀구멍을 열면서 열을 식히기 때문에 호흡기 감염성 질환에 효과적이다. 특히 풍문과 대추에는 9~15장 정도 뜸을 뜨면 좋다.

폐결핵

결핵은 결핵균(Mycobacterium tuberculosis)이 우리 몸에 침범하여 발생하는 질병이다.

| **폐결핵의 증상** |

폐결핵은 여러 증상이 있으나 대표적인 증상은 다음과 같다.

2~3주간의 기침

폐결핵 초기에는 가래가 없는 마른기침을 하다가 점차 진행하면서 가래가 섞인 기침이 나온다. 하지만 기침은 결핵뿐 아니라 감기, 기관지염, 흡연 등 대부분 호흡기 질환의 가장 흔한 증상이므로 2주 이상 기침이 계속되면 반드시 결핵 여부를 의심해야 한다.

발열과 수면 중 식은땀

결핵은 일반 감기 몸살과 달리 39℃, 40℃에 이르는 고열은 잘 나타나지 않는다. 대신 오후가 되면서 약간 몸이 좋지 않다 싶을 정도의 미열이 발생했다가 식은땀이 나면서 열이 떨어지는 증상이 반복되는데, 전형적인 결핵 환자는 잠을 잘 때

식은땀을 많이 흘려 베개가 젖을 정도가 되기도 한다.

체중 감소

결핵균은 매우 천천히 증식하면서 우리 몸의 영양분을 소모시키고, 조직과 장기를 파괴한다. 그렇기 때문에 결핵을 앓고 있는 환자의 상당수는 기운이 없고 입맛이 없어지며 체중이 감소하는 증상이 나타나기도 한다.

폐결핵이 의심된다면 마스크를 쓰고 격리된 공간에서 치료를 받아야 한다. 폐결핵은 다량의 약을 장기간 복용해야 하는 병으로 약을 잘 복용하지 않으면 약제 내성이 생겨 자칫 치료가 어려울 수 있는 까다로운 병이다.

만약 재난이 발생해 정확한 진단과 치료가 어려운 상황이라면 침과 부항으로 치료를 해볼 수 있다.

약이 없을 때 폐결핵 치료법

폐결핵 치료법 우선순위

사혈과 침법을 동시에 적용하되 사혈 및 부항(습부항) ···▸ 침 순으로 치료한다.

| 사혈법 |

혈자리명	사화중, 사화외

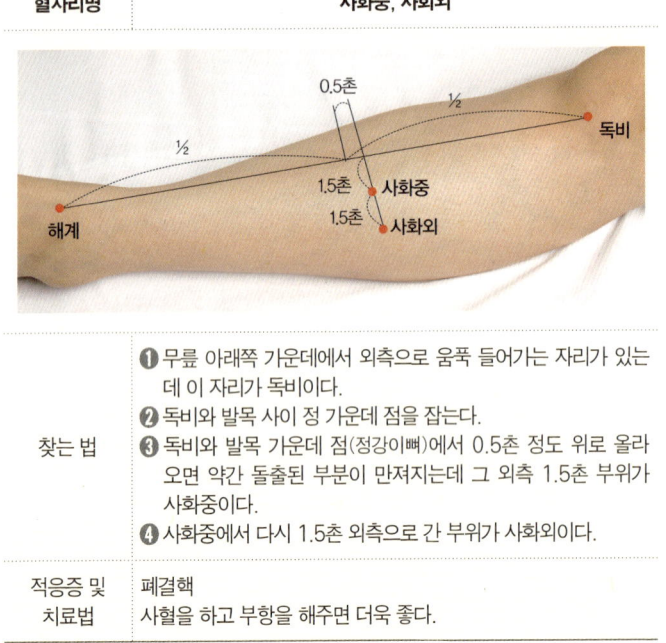

찾는 법	❶ 무릎 아래쪽 가운데에서 외측으로 움푹 들어가는 자리가 있는데 이 자리가 독비이다. ❷ 독비와 발목 사이 정 가운데 점을 잡는다. ❸ 독비와 발목 가운데 점(정강이뼈)에서 0.5촌 정도 위로 올라오면 약간 돌출된 부분이 만져지는데 그 외측 1.5촌 부위가 사화중이다. ❹ 사화중에서 다시 1.5촌 외측으로 간 부위가 사화외이다.
적응증 및 치료법	폐결핵 사혈을 하고 부항을 해주면 더욱 좋다.

| 침 치료법 |

혈자리명	사마중, 사마상
찾는 법/ 치료법	**사마중** 풍시에서 허벅지 앞쪽으로 3촌 이동한 자리 (풍시 : 손을 자연스럽게 내리고 선 자세에서 자신의 중지가 허벅지에 닿는 부위로 대퇴골두와 무릎 사이 허벅지 옆면의 정 가운데에 위치) **사마상** 사마중에서 약 2촌 위
적응증 및 치료법	폐와 관련된 모든 증상 특히 폐결핵에 특효이다.

| 요료법으로 폐결핵 극복하기 |

요료법에 대한 기록들

노채(지금의 폐결핵)에는 이것을 마시는 것이 가장 좋다. 옛 사람들이 "차가운 약을 먹으면 100명 중 1명도 살지 못하지만 소변을 마시면 만에 하나도 죽지 않는다"고 하였다. 다만 비위가 허하거나 기혈이 약할 때는 약 속에 이것을 적당히 넣어서 화를 내리는 약을 대신한다. 마실 때는 생강즙이나 감초가루를 약간 넣어서 마시면 더욱 좋다. 중상을 입어 기절했을 때는 뜨거운 소변을 많이 먹이면 살아난다. 동변(3세 이하 사내아이의 소변)이 더욱 좋다. _동의보감

1900년대 초 영국의 자연 요법가였던 J. W. 암스트롱은 심각한 각종 병을 앓던 중 우연히 성경에서 "네 샘에서 나오는 물을 마시라"는 구절을 접하고 요료법을 해보기로 결심하여 수십 일 만에 병을 완치하였다. 이후로 그는 1925년에서 1944년 동안 암 및 폐결핵 등으로 고생하는 4만 명의 환자들을 치료하였다고 한다.

또한 현대에는 요료법을 연구한 학자들에 의해 다음과 같은 질환에 도움을 얻을 수 있다는 보고도 있다.

면역력 증강, 전염성 질환 예방, 감기, 기침, 소화불량, 구취, 열병, 위장염, 두통, 복통 등 급성 질환, 암, 나병, 결핵, 천식, 심장병, 신장병, 당뇨병, 피부병, 안 질환, 구강 질환, 치과 질환, 치질, 여성 생식기 질환 등

| 소변을 복용하는 방법 |

❶ 소변을 깨끗한 유리컵이나 도자기 컵에 받아 마신다.

❷ 공복에 마신다.
❸ 물처럼 마시지 말고 차를 마시듯이 한 모금씩 마신다.
❹ 아침에 일어나서 처음으로 보는 소변이 가장 효과가 크다.
❺ 매일 물을 최소한 1L 이상 마신다.
❻ 자극성 있는 음식이나 짠 음식을 피하고 고기 섭취 또한 최소한으로 줄인다.

| 주의사항 |

❶ 의약품을 복용하는 경우 요료법을 시행할 수 없다. (암환자라면 항암 치료 중에는 요료법을 금하고 항암 치료 후 최소 3개월 정도의 시간이 흐른 후에 시작하는 것이 좋다)
❷ 몸 안에 보형 철물을 심은 경우 요료법을 금하는 것이 좋다.
❸ 인공심장이나 인공장기를 몸 안에 가지고 있는 경우 요료법을 시행할 수 없다.
❹ 처음 요료법을 실시하기로 결심을 했다 해도 오줌을 한 번도 안 먹어본 사람이 오줌을 먹기란 참으로 어려운 일이다. 따라서 용량을 서서히 늘려가는 방법을 사용하는 것도 유용하다. 요료법을 하기로 한 첫날은 한 모금을 마시고 그 다음 날은 두 모금을 마시는 식으로 서서히 용량을 늘려서 1컵을 다 마시도록 한다.

호흡기 질환에 도움이 되는 약초

• 갯기름나물 뿌리(약재명 : 식방풍 楯防風)

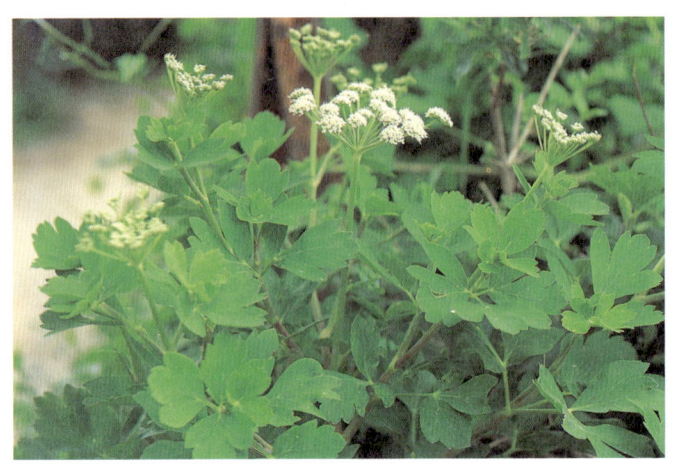

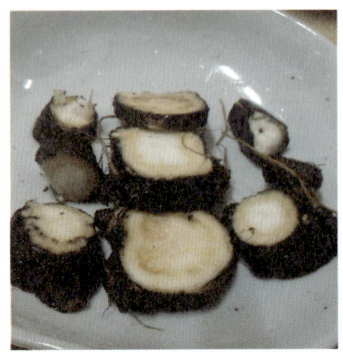

효능

감기로 인한 열, 오한, 두통, 몸살, 인후통, 사지 관절 통증 등에 효과적이다.

식음법

여름에서 가을 사이 꽃대가

나오지 않은 방풍 뿌리를 채취하여 수염뿌리를 제거한 후 햇볕에 말린다. 말린 방풍 뿌리 50g에 물 2L를 넣고 15분 정도 끓여음용하면 된다. 잎은 살짝 데쳐 나물이나 쌈 채소로 먹는다.

• **차조기** (약재명 : 소엽蘇葉)

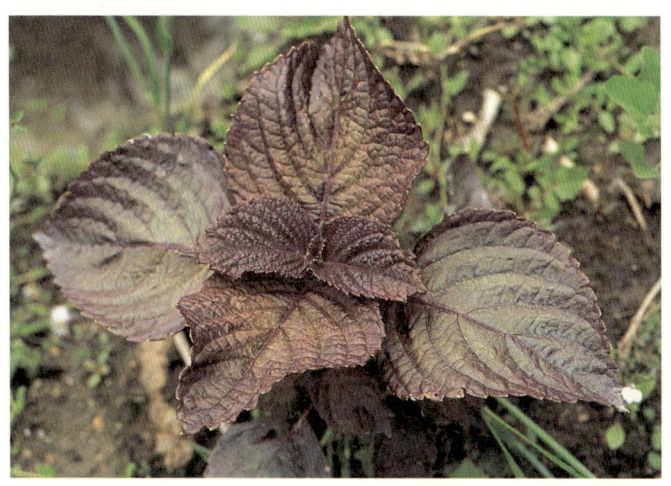

효능

감기나 천식, 편도선염, 인후염, 열이 날 때 혹은 소화 장애에 효능이 좋다. 깻잎과 같이 생겼는데 자줏빛을 띠며 약간 매운 향기가 난다.

식음법

잎과 줄기를 그늘에 말려 차로 마시거나 씻어 생으로 먹기도 한다.

주의 사항

독초는 아니나 너무 많이 복용하면 호흡 곤란이나 경련 등이 발생할 가능성이 있다.

• 도라지 뿌리(약재명 : 길경桔梗)

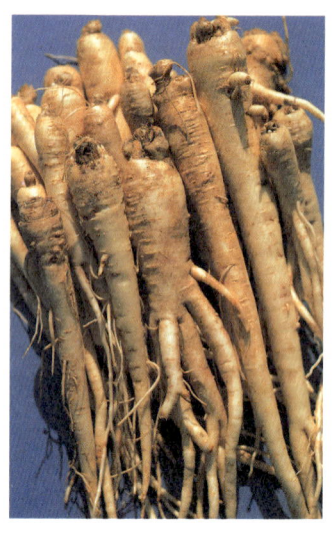

효능

도라지 뿌리는 폐와 기관지를 보해주고 열어주며 농을 잘 배출해주어 폐결핵과 폐농양에 효과가 뛰어나다.

식음법

약재 30g을 물 1L에 넣고 달여서 하루 3회에 나누어 복용한다.

• 하눌타리 뿌리(약재명 : 천화분天花粉)

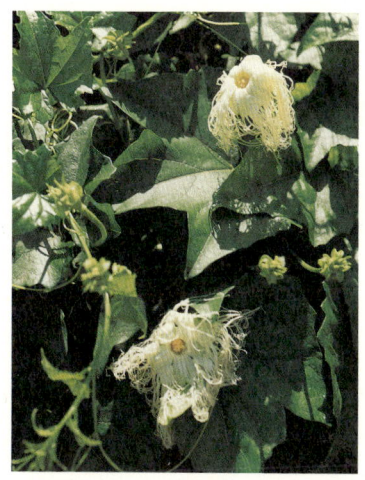

한방에서는 열매와 종자를 각각 과루실·과루인이라 하여 화상과 동상을 치료하거나 거담제, 진해제로 이용하고 뿌리의 녹말을 채취하여 습진 등의 찜질 약으로 이용한다. 천화분은 하눌타리의 뿌리를 말한다.

효능

폐의 열을 내려주고 진액이 생기게 해준다. 특히 폐의 종기가 아물게 해주며 당뇨병이나 암에도 좋은 효과가 있다. 폐의 기운을 편안하게 해주는 약이므로 기관지, 폐 질환에도 도움이 된다. 그 외에 항암 효과, 혈당 강하, 자궁 수축 등의 효과가 보고되고 있다.

식음법

가을에 뿌리를 캐어 물에 씻어 겉껍질을 벗긴 다음 썰거나 쪼

개어 햇볕에 잘 말린다. 약한 불로 겉면이 누렇게 될 때까지 볶은 다음 반드시 파쇄해서 사용해야 약효가 좋다. 이 가루를 천화분이라 한다. 천화분 15g에 물 1L를 붓고 달이다가 물의 양이 반으로 줄면 하루 동안 여러 번 나누어 따뜻하게 마신다.

• 끼무릇 뿌리(약재명 : 반하 半夏)

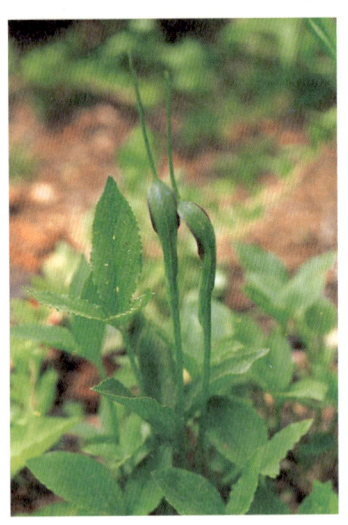

생육 환경은 풀이 많고 물 빠짐이 좋은 반음지 혹은 양지에서 자란다. 반하는 5월에 생산되기 때문에 대략 여름의 한중간이 된다는 뜻으로 붙여진 이름이다. 이 약재는 냄새가 거의 없고 씹으면 약간 점액성이지만 나중에는 몹시 아리다. 맛은 맵고 성질은 따뜻하며 독이 있다.

효능

규폐증 예방에 효과적이다. 습담을 치료하므로 가래, 해수, 천식에 쓰이며 담으로 인한 두통, 어지럼증, 가슴 답답증, 구토, 인후통, 등 부위에 난 종기, 유방염, 입덧 등에 사용한다.

음용법

백복령, 귤껍질, 천화분, 생강 등과 함께 쓰면 더욱 좋다. 단독으로 쓸 때 말린 반하 15g 가량을 1L 물에 달여 하루 3번에 나누어 복용한다.

주의 사항

독성이 있으므로 주의해서 사용해야 한다.

• 대나무 잎(약재명 : 죽엽竹葉)

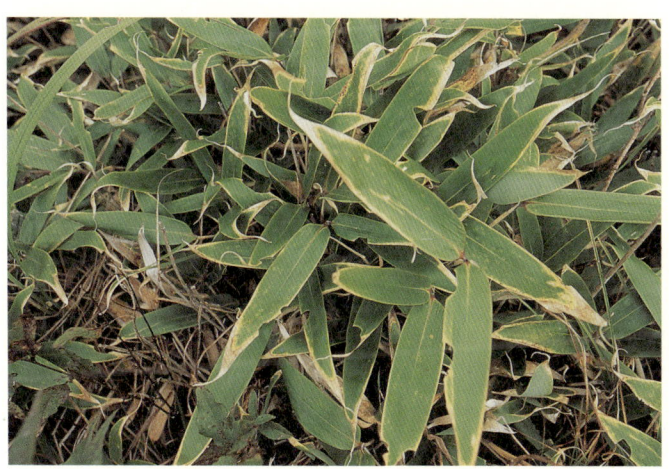

효과

감기가 발생하면 목이 붓고 몸에 추위가 오며 두통이 생기고 기침을 하는 경우가 있는데 죽엽은 이를 해독시켜 주며 인후통 완화에 도움을 준다.

음용법

대나무 잎 20g에 물을 1L 정도 넣고 달여 하루 2~3회, 3~4일 동안 복용한다.

| 기타 호흡기 질환에 도움이 되는 차 |

사과즙	사과를 갈아 즙으로 복용하면 기침에 도움이 되고 추가로 연근즙을 더하면 더욱 좋다.
배	배 속을 잘 긁어낸 후, 꿀을 가득 넣고 긁어낸 구멍을 막는다. 밀가루 반죽으로 그 주위를 감싼 후 5~6장의 종이로 싸 약한 불로 은근히 찐다. 밀가루 반죽을 벗겨내고 먹으면 심한 기침과 오래된 해소천식의 증상 완화에 도움이 된다.
감	생으로 먹거나 말려 곶감으로도 먹는다. 감은 몸을 식히고 폐를 보호하는 효능이 있고 곶감 표면의 흰 가루에는 가래를 삭이는 성분이 있다.
귤껍질	귤껍질을 건조시킨 후 물을 넣고 약한 불로 달여 꿀을 섞어 복용한다.

당근	당근은 기관지 점막을 강하게 하고 면역을 키워준다. 당근을 갈아서 헝겊으로 짜 즙을 낸 후 마신다.
무와 엿	무를 얇게 채 썰고 물엿을 섞은 후 즙을 우려내 복용한다. 기침과 목의 통증을 완화시키는 효과가 있다.
앵두나무 잎	싱싱한 앵두나무 잎 30g에 흑설탕을 섞어 물에 달여 마신다.
흰 파뿌리	파의 흰 뿌리 부분에는 발한을 촉진하여 해열하는 성분이 다량으로 함유되어 있다. 파를 넣고 끓인 따끈한 된장국을 먹으면 감기에 도움이 된다.
생강	생강 반 근을 잘 씻어 주전자에 생강이 잠길 정도의 물을 넣고 약한 불로 한 시간 정도 달인 후 수시로 마시면 좋다. 이때 귤껍질 말린 것이나 대추가 있으면 적당히 넣어 같이 달이면 좋다. 목감기나 오한에 좋은 전통 민간요법이다.

대규모 해저 지진으로 인한 산소 부족 시

환태평양 조산대가 잠에서 깨어나면 각종 재해로 태평양에 있는 많은 섬들이 사라지거나 새로운 섬이 생길 것이다. 그럴 경우 태평양의 섬나라는 더 이상 사람이 살 수 없는 땅이 될 것이고 지진으로 인한 지반의 대규모 융기와 침강으로 석유층이 붕괴되면서 유출되는 석유와 바다 속에서 동시다발적으로 폭발하는 화산가스는 해양 생물들이 살아가는 데 절대적인 산소의 부족을 초래하여 태평양이 죽음의 바다가 될 가능성이 높다.

태평양이 뿜어내는 산소량이 부족해짐으로 인해, 인간은 평지에 있을 때도 히말라야 산꼭대기에 있는 듯한 증상을 경험할 수도 있다. 결론적으로 지금과는 전혀 다른 대기의 조성으로 폐로 하는 산소호흡이 어려워져 두통, 현기증, 구토, 호흡곤란부터 급성 폐수종에 의한 청색증, 고지성 뇌부종에 의한 환각이나 의식장애로 인해 생명이 위험해질 수 있다.

지구의 환경 변화에 적응하는 호흡법

| 방법 1 : 3초 호흡법 |

3초 호흡법이란 성인의 평균 호흡 속도(들숨 1.5초, 날숨 1.5초)를 들숨 3초, 날숨 3초로 늘리는 호흡법이다. 이 방법은 몸의 산소 공급을 더욱 활성화시키고 마음을 안정시켜 격변하는 환경에 적응할 수 있도록 심신에 도움을 준다.

❶ 들이쉬고 내쉴 때 각각 3초간 고르고 안정된 호흡을 한다.
❷ 숨을 들이쉬고 내쉴 때 멈추지 않도록 유의하며 호흡을 몸

에 익힌다.

방법 2 : 심포삼초* 호흡법

기존에 폐로 하던 산소호흡과 달리 기운으로 하는 단전丹田호흡*은 변화된 대기에서 생존할 수 있도록 큰 도움을 줄 것이다. 단전호흡을 하면 호흡의 길이가 길어지면서 피부호흡도 활성화된다. 또한 몸에 기운을 보충해 주기 때문에 산소가 저하된 곳에서도 견딜 수 있는 에너지를 제공한다. 폐 호흡법이 아닌 단전호흡법으로의 변화는 단순히 심적 스트레스 해소와 면역력 상승 등 심신의 건강 유지 측면이 아닌 환골탈태를 거치는 지구에서의 필수 생존법으로 추천할 만한 방법이다. 그러나 단전호흡은 어느 정도의 시간과 노력이 필요하므로 상황이 급박할 경우에는 다음과 같이 연습하는 것도 좋은 방법이다.

---

* 심포·삼초心包·三焦는 면역력, 생명력, 저항력을 담당하는 보이지 않는 장부로서 심포는 중단, 삼초는 단전을 말한다. 자세한 내용은 『내가 고치는 자가치유 건강법』 참고
* 본서 p.238 10장에 소개한 단전호흡법 임. 자세한 내용은 『내가 고치는 자가치유 건강법』 참고

지구의 대기 변화에 적응하는 심포삼초 호흡법 연습하기

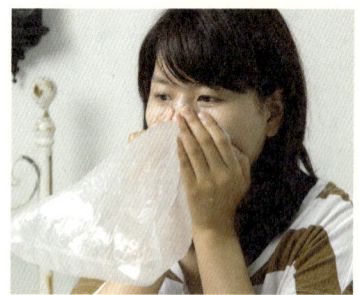

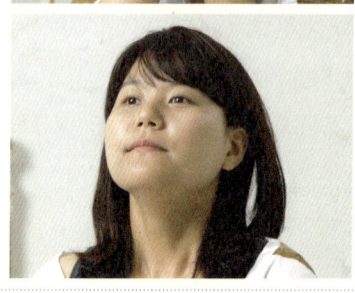

❶ 먼저 비닐봉지 안에 코와 입을 넣고 공기가 새지 않게 손으로 주위를 막는다.

❷ 봉지 안의 공기로 호흡을 한다. (약 1분 정도)

❸ 봉지 내의 산소량이 적어 더 내쉴 수 없을 때까지 최대한 호흡을 한다.

❹ 최대한 내쉰 후에 비닐봉지를 입에서 떼고 바깥 공기를 힘차게 들이쉰다.

❺ 위 과정을 반복 연습한다.

※ 위와 같은 연습을 하면 단전호흡을 하는 것처럼 인체의 혈(기운이 고이는 곳)을 열 수 있다. 단시간 내에 단전호흡을 잘할 수 없고 단전을 강화시킬 수 없는 이들에게 사용 가능한 방법으로 심포삼초 즉, 단전을 강화시켜주고 산소가 적은 환경에서 견딜 수 있도록 인체를 단련시켜 준다.

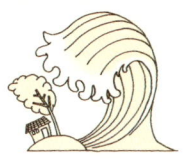

4
외상 응급처치

지진과 쓰나미 현장에서는 각종 설치물과 파편들에 휩쓸려 머리 부상, 골절 등 각종 외상을 당할 수 있으며 이러한 상처의 적절한 치료 시기를 놓치면 감염증에 쉽게 걸릴 수 있다. 그러므로 상처를 입었을 때는 무엇보다 초기 소독과 위생 관리가 매우 중요하다.

상처 응급처치

❶ 상처는 소독액이 없어도 다량의 물로 잘 세척하면 2차 감염을 막을 수 있다.
❷ 만약 피부 아래에 농이 잡혔다면 깨끗하게 소독된 칼로 농이 잡힌 부위를 절개해 배농한 후 항생제 연고를 바르거나 항생제와 소염제를 복용한다.
❸ 양약이 없는 경우 상처에 삼백초 잎이나 소루쟁이 잎과 뿌리를 깨끗이 찧어 발라준다.
❹ 어성초와 삼백초를 차로 끓여 마시거나 금은화 꽃을 80℃ 정도 되는 물에 우려 차로 마시면 해독, 소염 효과를 볼 수 있다.

| 지혈을 위한 압박법 |

출혈량이 전체 혈액량의 1/3이 넘으면 생명이 위험해지므로 지혈은 신속하게 이루어져야 한다. 출혈 부위의 압박 지혈법에는 직접 압박법과 간접 압박법이 있는데 직접 압박법은 출혈 부위에 소독된 거즈를 대고 강하게 압박하는 것이며, 간접 압박법은 출혈 부위에서 심장에 가까운 장소의 동맥을 압박하는 방법이다.

직접 압박법

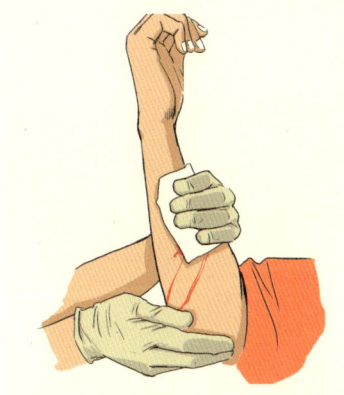

출혈이 있을 경우 가장 중요한 것은 상처 부위를 심장보다 높게 하며 출혈 부위를 압박하는 것이다.

만약 거즈나 압박 붕대가 없다면 다른 천으로라도 출혈 부위를 강하게 압박해주어야 한다.

간접 압박법

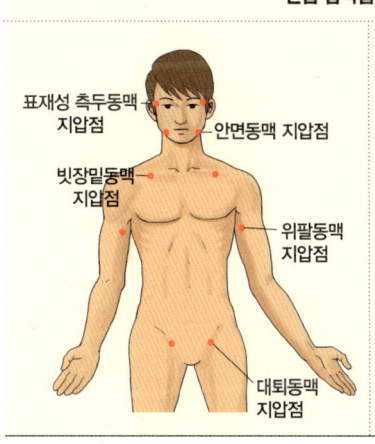

- 위팔동맥 지압점

  팔에서 출혈이 심할 때 사용한다. 위팔의 중간에서 엄지손가락을 밖으로 나머지 네 손가락을 안쪽으로 하여 손아귀로 쥔다.

- 대퇴동맥 지압점

  하지에서 출혈이 심할 때에 사용한다. 서혜부 중간에서 동맥을 골반의 중앙을 향하여 손바닥(손날 쪽을 사용)으로 압박한다.

| 뾰족한 물체에 폐를 찔렸을 때 |

외상으로 기흉*이 생긴 경우(폐 부위를 날카로운 것에 찔려 급성으로 기흉이 생기는 경우) 병원이나 의료진의 도움이 없을 때, 상처 부위에 비닐을 대고 삼면에 반창고로 밀폐하여 공기의 유입을 막아 응급처치를 한다.

| 머리에 상처를 입었을 때 |

두피가 찢어졌을 경우 실과 바늘로 꿰매거나 스테이플러로 찍는 대신 머리카락을 사용하여 봉합할 수 있는 방법이 있다.

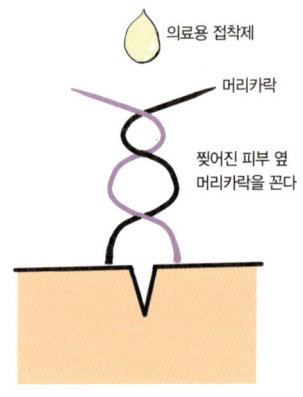

❶ 먼저 다량의 깨끗한 물로 상처 부위를 세척한다.

- 외상성 기흉은 교통사고나 흉곽 손상, 뾰족한 것에 찔린 상처 등에 의해 폐 실질이 손상되어 생기는 것으로 중요 증상으로는 가슴 통증과 호흡 곤란이 있다. 흉막강 안에 피가 고이는 혈흉과 기관지와 흉막 사이에 통로가 생기는 기관지 흉막루를 동반하기도 하는데 혈흉의 경우 흉막강 내에 혈액이 저류한 상태로 흉통, 호흡 곤란, 쇼크를 일으켜 사망하기도 한다.

❷ 머리카락을 양 갈래를 잡아 꼬아 의료용 cyanoacrylate 접착제*를 붙인다. 이후 2~3일간은 상처에 물이 닿지 않도록 한다.

❸ 효과는 실과 바늘로 봉합한 것과 같으며, 머리카락이 3cm 이하로 짧은 경우나 과다 출혈(동맥 파열), 심하게 오염된 상처가 아니라면 사용할 수 있는 방법으로 마취가 필요 없고 접착제만 있으면 누구나 할 수 있는 방법이다. 이때 사용하는 cyanoacrylate 접착제는 반드시 의료용을 사용한다.

출혈이 멈추지 않을 때

지혈 시 피해야 할 방법들

❶ 지혈을 목적으로 상처에 이물질을 바르는 행위는 피해야 한다. (상처에 바르는 오염된 물질들은 상처에 해로우며 치료에 도움이 되지 않는다)

❷ 지혈을 목적으로 팔다리 상처에 직접 얼음을 대면 안 된

● 구매 관련 참고 사이트 www.nextag.com

다. 혈관 수축을 초래하여 허혈성 손상을 입을 수 있기 때문이다.

지혈대 사용하기

팔이나 다리에 심한 출혈이 있을 때 직접 압박과 지압점 압박으로도 지혈이 되지 않는다면 최후의 수단으로 지혈대를 사용한다. 이 방법은 출혈이 있는 부위로 향하는 혈행을 근본적으로 차단하여 출혈을 막는 것으로 장시간 방치할 시 부작용으로 지혈대 이하 신체 조직이 괴사하여 그 부위를 절단해야 할 수도 있으므로 신중히 사용해야 한다.

지혈대 사용법

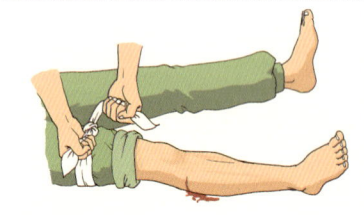

지혈대는 상처보다 심장에 가까운 부위에 적용한다.

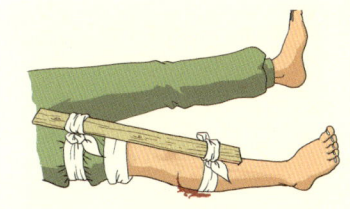

※ 지혈대가 충분히 죄어지도록 막대기를 사용할 수 있다.

지혈대 사용 시 주의사항

① 지혈대 사용은 지혈의 마지막 방법으로 이용한다.
② 밴드나 천은 폭이 적어도 5cm 정도 되는 것을 사용하며 완전히 지혈이 되도록 꼭 맨다. (지혈대의 폭이 너무 좁으면 조직이 상할 수 있다)
③ 사지에 한하여 사용하고 지혈대를 맨 곳은 노출시키며 적용한 시간을 기록하여 붙여둔다.
④ 지혈대를 맨 후 시간이 오래 경과하면 위험하므로 지체 없이 구조센터로 이송하도록 하고 의료진의 도움을 받을 수 없는 상황에서는 1시간 간격으로 지혈대를 살짝 느슨하게 하여 풀어 혈액을 순환시키며 상태를 면밀히 관찰한다.

출혈에 효과적인 무극보양뜸

구당 김남수 옹이 소개한 무극보양뜸은 인체의 8개의 경혈로 남자는 12개, 여자는 13개의 혈자리로 이루어져 있다. 이는 모든 장부의 기능이 골고루 작동하도록 배합되어 전체적인 기운을 보해줄 수 있는 혈자리로 구성되어 있어 체질에 관계없이 보편적으로 잘 적용될 수 있다. 외상에 의한 출혈, 기관지나 자궁 등 장기 내부의 출혈에도 무극보양뜸이 효과적이기에 출혈 파트에 소개하였지만 전체적인 원기를 북돋아 주어 많은 질병에 효과를 볼 수 있으므로 대변혁기 치료법으로 알아두면 유용할 것이다.

무극보양 뜸자리

	혈자리명	**백회百會**
(백회 위치 그림)	찾는 법	양쪽 귀 상단에서 머리 위로 이어 올린 가상선을 긋고 코 위로 인체의 중앙선을 그어 두 선이 십자로 교차하는 지점
	적응증	자궁 출혈이나 장출혈 시 효과적이다.
	혈자리명	**족삼리足三里**
(족삼리 위치 그림: 외슬안, 3촌, 족삼리, 1촌, 경골, 외과첨)	찾는 법	슬개골 밑 바로 바깥쪽으로 움푹 들어간 외슬안에서 직하로 3촌 내려와 만져지는 경골에서 바깥쪽으로 1촌 부위이다.
	적응증	급성 및 만성 위염, 곽란, 구강질환, 복막염, 현훈, 안질환, 만성신경쇠약 등

126 위기의 지구에서 살아남는 응급 치료법

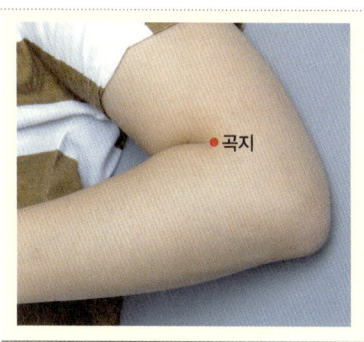

혈자리명	곡지曲池
찾는 법	팔꿈치를 구부리고 손바닥을 반대편 젖가슴에 댄 자세에서 팔꿈치 가로무늬(주횡문)이 끝나는 곳
적응증	반신불수, 상박 신경통, 고열, 편도염, 결막염 등

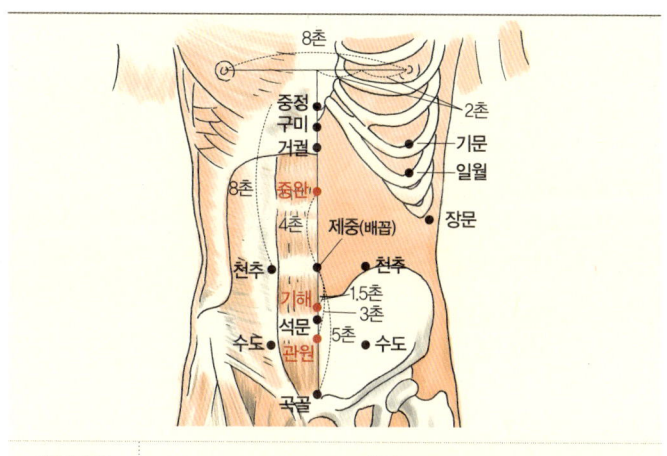

혈자리명	중완中脘
찾는 법	배에서 가슴으로 더듬어 올라가다 양쪽 갈비뼈가 만나 쏙 들어간 곳(검상돌기)과 배꼽 사이의 중간점에 있다. 배꼽의 4촌 위이기도 하다.
적응증	소화불량, 급성 및 만성 위염, 곽란, 복막염, 위궤양 등

외상 응급처치

혈자리명	기해氣海
찾는 법	배꼽의 중앙과 치골 위를 잇는 선에서 배꼽 아래로 1.5촌 되는 부위
적응증	생식기 질환, 진기 부족, 고환염, 전립선염, 신경 쇠약증, 소화 장애 등
혈자리명	관원關元
찾는 법	배꼽의 중앙과 치골 위를 잇는 선을 5등분 해서 배꼽 아래로 3/5점 되는 부위로 일명 단전이라고 한다.
적응증	생식기 질환, 진기 부족, 전신 쇠약, 전립선염, 양기 부족 등

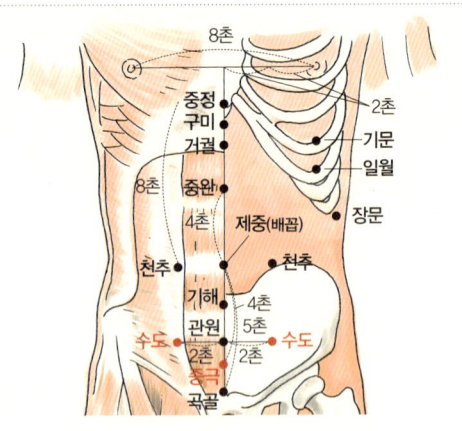

혈자리명	중극中極
찾는 법	배꼽의 중앙과 치골 위를 잇는 선을 5등분 해서 배꼽 아래로 4/5점 되는 부위

적응증	생식기 질환, 신장염, 방광염, 난소염, 불임 등
혈자리명	**수도水道**
찾는 법	배꼽의 중앙과 치골 위를 잇는 선을 5등분 해서 배꼽 아래로 3/5점 되는 부위인 관원의 좌우로 2촌 되는 부위
적응증	신장염, 방광염, 월경부조, 난소염, 불임 등

주의점

기해와 관원 : 남성들에게 쓰는 뜸자리
수도와 중극 : 여성들에게 쓰는 뜸자리
순서 : 남 - **관원** ⋯▶ **기해** ⋯▶ **중완**
　　　여 - **중극** ⋯▶ **수도** ⋯▶ **중완**

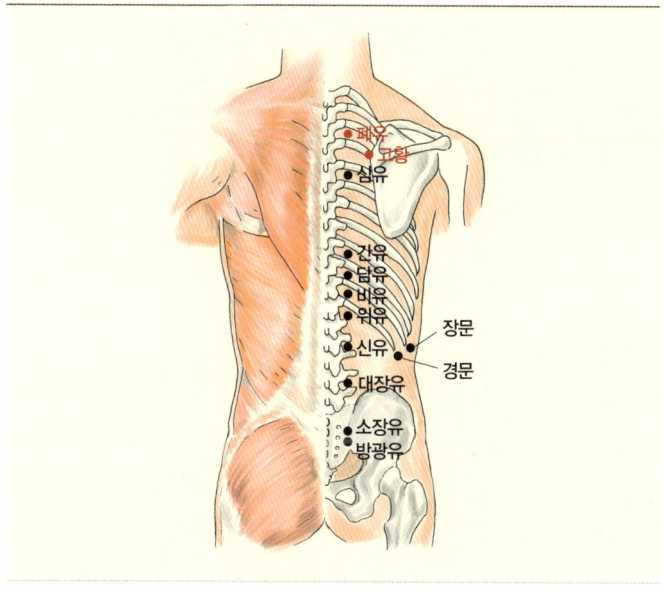

혈자리명	폐유 肺兪
찾는 법	흉추 3번 좌우 1.5촌 되는 부위
적응증	후두염, 편도선염, 감모, 해수, 두통 등
혈자리명	고황 膏肓
찾는 법	4번 흉추에서 좌우 3촌 되는 부위
적응증	폐결핵, 기관지염, 편도선염, 감모, 기관지 확장증, 두통 등

주의점
❶ 무극보양뜸은 한 번 잡으면 그 자리에 계속 떠야 하므로 처음에 잡는 위치가 매우 중요하다. 주변에 전문가가 있다면 도움을 요청하면 좋다.
❷ 뜸을 뜰 때는 쑥을 쌀알 반 알 만하게 말아서 뜸자리가 커지지 않도록 해야 한다.

기관지에서 출혈이 될 때

무극보양뜸만으로도 효과가 있고 극문혈, 신문혈, 영대혈, 격유혈• 등을 추가하면 더 효과적이다.

• p.254 부록2 혈자리 사진 참고

코피 응급처치

❶ 코피가 나는 콧구멍에 새끼손가락 크기로 거즈, 혹은 휴지를 말아 1~2cm 정도 밀어 넣고 코를 엄지와 검지로 눌러 압박한다.
❷ 코피가 폐로 유입되지 않도록 가능한 앉은 상태에서 머리를 앞으로 약간 숙이도록 한다.
❸ 10분 후에 압박을 풀어주고 피가 멈추지 않으면 10분을 더 압박한다.
❹ 자주 코피가 나는 경우 습도를 적절히 높여주면 도움이 된다.
❺ 경추 7번 아래인 대추혈(고개를 앞으로 숙였을 때 목 뒤쪽의 볼록 튀어나온 뼈 바로 아래)에 5장 정도 뜸을 뜨면 좋다.

외상과 지혈에 도움을 주는 약초

지혈을 위한 약을 구할 수 없을 때 주변에서 구하기 쉬운 나무(특히 측백나무)의 잎을 구워서 먹거나 발라 지혈제로 이용하는 민간요법이 있다. 또한 미역이나 양배추, 쑥 등도 지혈에 좋은 식품으로 알려져 있다.

• **측백나무 잎(약초명 : 측백엽側柏葉)**

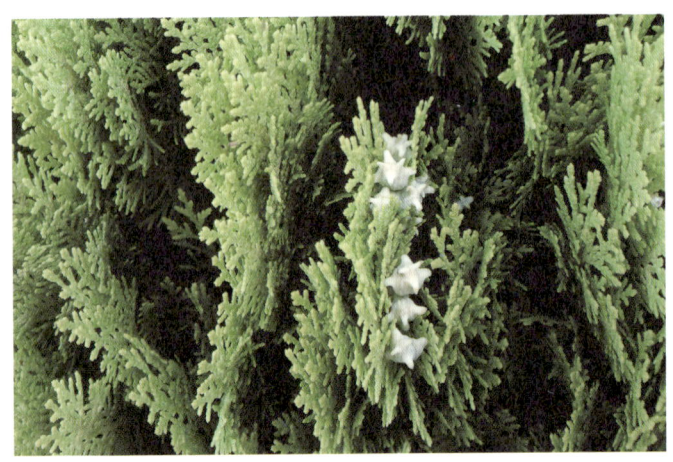

효과

코피, 객혈, 혈뇨, 혈변, 자궁출혈, 불면증, 심장병, 백일해, 볼거리, 만성 기관지염 등과 혈열(혀끝이 빨갛고 입 안이 건조하고 가슴이 답답한 증상과 피부가 뜨겁고 소양감 등이 동반)로 인한 출혈증에 더욱 효과가 좋다. 민간요법에서는 지혈을 위한 약을 구할 수 없을 때 측백나무의 잎을 불에 구워 먹거나 발라 지혈제로 이용하였다.

음용법

측백나무 잎 20g을 물 300ml에 달인 것을 1회분으로 하여 하루 세 번 마신다. 또한 측백나무 잎은 불에 바짝 굽고 말려서 가루를 내 3g을 1회분으로 하여 하루 세 번 먹는다.

• 엉겅퀴의 전초 및 뿌리 (약초명 : 대계大薊)

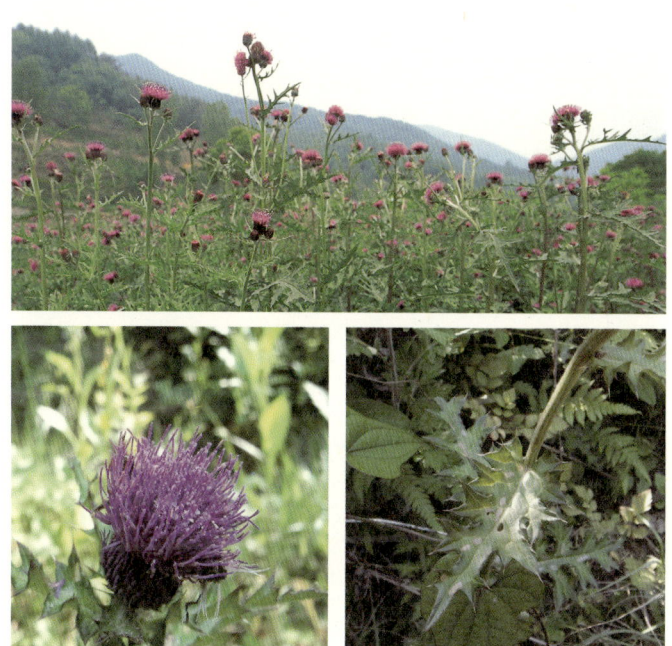

주로 줄기와 잎, 뿌리를 말려서 한약재로 쓴다.

효과

각혈, 코피, 자궁출혈, 혈변, 충수염, 폐농양, 폐결핵, 화상 등의 질환에 쓰인다.

음용법

생것이나 불에 구운 것을 30~40g 정도 물에 달여서 하루에 3번에 나누어 복용한다.
외상이나 종기에 내복하거나 짓찧어 붙이면 지혈 작용이 뛰어나다. 고혈압에도 효과가 있는데 이럴 때는 뿌리를 주로 쓴다.

염증이 생긴 상처를 치료하는 사혈법

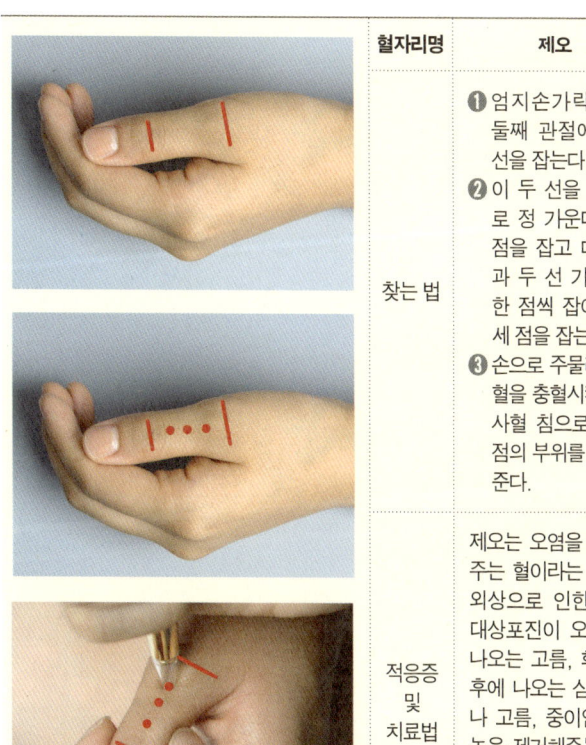

	혈자리명	제오
	찾는 법	❶ 엄지손가락 첫째 둘째 관절에 기준선을 잡는다. ❷ 이 두 선을 기준으로 정 가운데에 한 점을 잡고 다시 점과 두 선 가운데로 한 점씩 잡아서 총 세 점을 잡는다. ❸ 손으로 주물러 제오혈을 충혈시킨 다음 사혈 침으로 그 세 점의 부위를 사혈해 준다.
	적응증 및 치료법	제오는 오염을 제거해주는 혈이라는 뜻으로 외상으로 인한 고름, 대상포진이 오래되어 나오는 고름, 화상 이후에 나오는 삼출물이나 고름, 중이염 등의 농을 제거해주는 데에 효과적이다. 푸른색으로 정맥이 드러나 있을 경우 그곳을 사혈해주면 가장 좋다.

※ 바깥쪽 복숭아 뼈 주위 사혈 : 중이염에 효과적이다.

뼈가 부러졌을 때

골절의 확인

골절에는 폐쇄성 골절과 개방성 골절이 있다. 폐쇄성 골절은 손상 뼈의 주위 피부가 찢어지지 않은 골절이고 개방성 골절은 피부 표면에 상처가 나거나 깨진 뼈가 피부를 뚫은 경우로 출혈이 심하고 2차 감염의 위험이 높은 경우를 말한다. 골절을 확인하는 방법은 다음과 같다.

| 골절이 있음을 의심할 수 있는 징후 |

변형	변형 상태를 검진할 때에는 반드시 손상된 사지와 반대편의 정상적인 사지를 비교해야 한다.
압통	그 부위를 부드럽게 압박하면 골절 부위에 통증이 있다.
운동 제한	손상 부위를 움직이면 통증을 느끼고 움직임이 어렵거나 제한된다.
부종 및 반상 출혈	골절 부위가 부어오르거나 피부 밑으로 출혈된 것이 피부색의 변화로 보인다.
마찰음	골절된 양측 뼈의 면이 맞부딪힐 때 마찰음을 감지할 수 있다.
가성 운동	관절이 아닌 부위에서 관절처럼 골격의 움직임이 관찰되기도 한다.

골절 시 응급처치

❶ 다친 곳을 함부로 건드려 부러진 뼈끝이 신경, 혈관 또는 근육을 손상시키거나 피부를 뚫어 복합골절이 되게 해서는 안 된다. 또한 뼈가 외부로 노출된 경우에도 억지로 뼈를 안으로 밀어 넣으려 하지 않는 것이 좋다.

❷ 척추의 골절은 주위 신경을 압박하여 신경을 누를 수가 있다. 특히 목뼈의 골절은 사지 마비 혹은 생명과 직결되는 경우가 있으니 척추나 목의 통증 및 마비 증상이 있다면 환자를 절대 움직여서는 안 된다. 병원으로 옮길 때에도 넥칼라 등으로 목을 움직이지 않도록 고정하고 옮겨야 한다.

❸ 지진 등 재해 발생 시 충격이나 추락사고, 낙상으로 흔히 발생하는 골반 골절의 경우는 다리를 펴준 채로 환자를 눕히거나 무릎을 구부리는 것이 더 편안하다고 하면 무릎 밑에 담요를 말아서 대고 다리를 묶어서 들것에 몸 전체를 고정하고 운반하여야 한다. 관절 사이에는 패드를 넣어주면 자세가 안정될 수 있다.

❹ 골반과 대퇴부 골절이 의심되는 경우 내부 출혈이 심할 수 있으니 환자가 쇼크 상태에 빠지는지 면밀히 관찰해야 한다.

부목 사용법

부목은 통증을 감소시키고 부러진 뼈끝이 움직이지 않도록 하여 근육, 신경, 혈관이 더 이상 손상되지 않도록 하는 것이다. 따라서 폐쇄성 골절이 개방성 골절로 되는 것을 예방하기 위해 골절이 의심되면 일차적으로 부목을 대어 주도록 한다.

| 부목 사용의 원칙 |

❶ 부목을 대기 전과 후에 손상된 사지의 말단 부위의 맥박, 움직임, 감각 상태를 확인한다.

❷ 부목의 재료가 없을 때는 주변 생활용품(말은 신문지, 나무, 박스 종이 등)을 쓸 수 있다.

❸ 부목의 적용 부위는 손상된 근골격의 위쪽과 아래쪽 관절을 포함해 고정시킨다.

❹ 부목을 대기 전에 손상된 부위의 의복을 먼저 제거한다.

❺ 심각한 변형이나 손상된 사지의 말단 부위에 청색증이나 맥박 소실이 없다면 조심스럽게 견인을 하여 손상된 사지가 일직선이 되도록 한다.

❻ 부목으로 인한 환자의 불편감과 압력을 감소시키기 위해 솜이나 거즈를 부목 위에 덧대어 준다.

❼ 생명을 위협하는 상황이 아니라면 환자를 수송하기 전에 부목을 대며 피부에 상처가 있다면 드레싱을 한 후 부목을 댄다.

❽ 부목은 피부 상처의 반대편에 대어주도록 한다.

❾ 골절된 상태인지 그렇지 않은지 의심될 때에도 부목을 대준다.

❿ 환자에게 쇼크의 증상이나 징후가 나타나면 단단한 판 위에 바른 자세로 눕혀서 신체를 고정시킨 후 이송한다.

| 신체 부위별 부목법 |

골절 부위	부목법
쇄골 골절 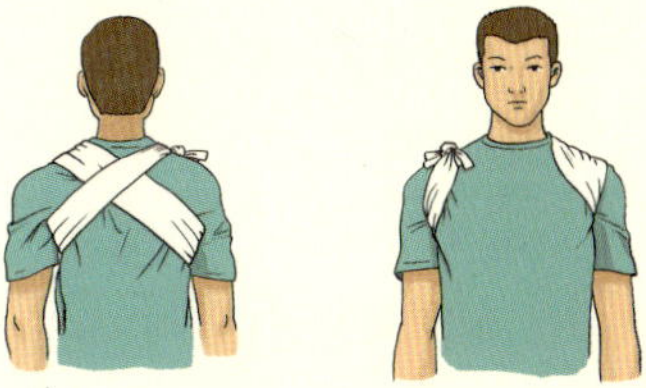	팔이 펴진 상태로 땅에 넘어지거나 어깨를 땅에 대고 넘어졌을 때 자주 발생한다. 골절된 뼈끝을 만질 수 있고 골절된 쪽의 팔이 축 처진다. 이럴 경우 그림과 같이 8자형 붕대를 감아준다. (8자형 붕대를 감아주고 2주 후에도 뼈가 어긋나 있거나 위 아래로 많이 벌어져 있다면 수술이 필요하다) 붕대를 하고 생활하되 어깨를 사용하는 일은 해서는 안 되며 팔꿈치 아래만 쓰되 자세를 곧게 펴고 생활해야 한다. 보통 성인은 6주, 소아는 4주면 뼈가 붙는다.

위팔뼈 골절

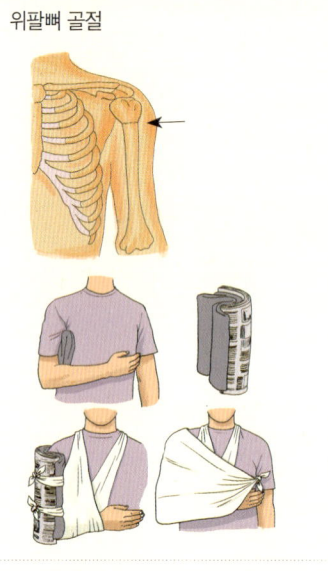

위팔뼈가 부러지면 어깨관절의 운동을 하지 못하게 된다. 응급처치는 팔꿈치 관절을 ㄴ자로 구부리고 어깨로부터 팔꿈치 관절에 이르는 길이의 부목을 바깥쪽에 댄 후 삼각건을 부러진 뼈 위쪽에 하나, 아래쪽에 하나씩 대고 부목을 잘 묶어준다. 삼각건으로 팔걸이를 만들어 목에 걸어주고 팔 전체를 가슴에 묶어 고정시킨다.

아래팔뼈 골절

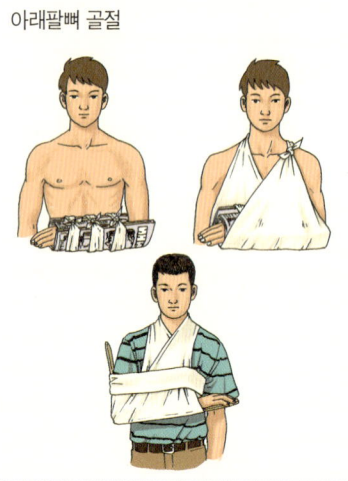

아래팔뼈가 골절된 경우로 어깨와 팔꿈치의 운동이 불가능하게 된다. 그림과 같이 부러진 팔에 부목을 대주고 팔걸이를 만들어 아래팔을 지지해 준다.

팔꿈치 부위의 골절

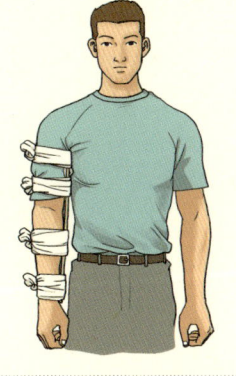

팔이 펴진 상태에서 겨드랑이에서 손목까지 부목을 대고 중간 중간 끈으로 고정한다.

손뼈 골절

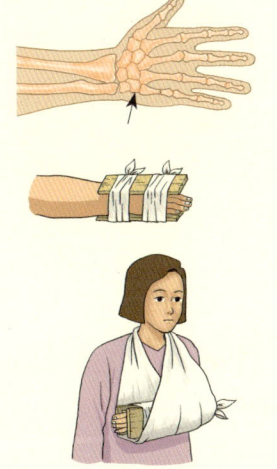

헝겊으로 싼 부목을 아래팔 중간으로부터 손가락 끝까지 닿게 대어 주되 붕대를 너무 단단히 감지 않도록 한다. 그 후 손끝을 팔꿈치 관절보다 약 10cm 정도 높이고 손바닥을 가슴 쪽으로 향하도록 한 자세로 팔걸이를 해준다.

대퇴골 골절

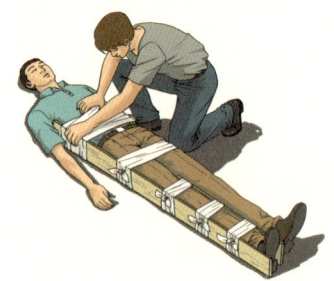

인체의 가장 긴뼈인 대퇴골이 골절될 경우는 출혈이나 쇼크가 생길 수 있다. 부목이 없는 경우에는 반대편 다리를 부목 삼아 함께 묶는데 발목과 무릎 사이는 패드를 대주는 것이 좋으며 부목이 있으면 겨드랑이까지 부목을 대고 천을 일정 간격으로 놓은 후 골절 부위와 가까운 쪽부터 고정한다. 이때 허리, 무릎, 발목 아래쪽은 패드를 넣어 받쳐주는 것이 좋다.

하퇴부 골절

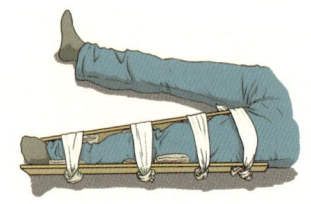

하퇴부 뼈는 경골과 비골로 이루어져 있으며 피부 바로 아래 뼈가 만져지므로 개방성 골절이 가장 흔하게 일어날 수 있는 부위이다. 하퇴부 골절의 경우 부목을 양 측면에 대어야 한다.

발목 골절

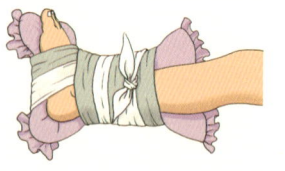

발목의 골절은 흔히 응급처치 없이 이송하기 쉬우나 베개 등을 이용하여 고정한 후 움직이면 좋다.

※ 골반 골절시 환자의 다리는 괜찮아 보이나 서거나 걷지를 못하며 혈뇨의 증상이 있거나 배뇨를 못할 수 있다. 골반 속의 장기, 혈관, 방광의 손상이 있을 수 있으므로 환자의 몸체를 움직이지 않도록 최대한 고정시킨 채 이송해야 한다. 전신 부목 위에 양 무릎과 발목을 함께 묶고 가장 편하다는 자세로 가급적 빨리 의료 기관으로 이송한다.

> **TIP_ 골절에 도움이 되는 홍화씨**
>
> 뼈에 금이 갔을 때 400g을 한 번에 7g(티스푼으로 2개 정도)씩 하루 5~6번 빈속에 생강차와 함께 먹으면 좋다. 뼈가 부러졌을 때는 총 600g 이상을 먹어야 한다. 홍화씨를 먹을 때 죽염과 함께 복용하면 치유를 도와 골수염 예방에도 도움이 된다.
>
> ※ 주의 : 태아에 영향을 줄 수 있으므로 임산부는 홍화씨 복용을 삼가야 한다.

염좌 시 응급처치

염좌는 관절이 정상 범위 이상으로 늘어나 인대가 부분적으로 파열된 손상으로 특히 무릎과 발목에서 잘 발생하며 동통, 압통, 종창, 변색 등의 증상이 나타난다. 이럴 때는 손상된 환부의 관절을 편안하게 하고 다친 부위를 심장보다 높게 올린 자세를 취하면 붓기를 제거하는 데 도움을 받을 수 있다.

화상을 입었을 때

화상 응급처치

❶ 작은 범위에 걸친 것은 즉시 찬물로 냉각시키며 될 수 있는 대로 빨리 흐르는 물에 충분히 씻는다.

❷ 의복이나 양말을 벗기는 경우는 함부로 벗기면 피부의 일부가 의복과 함께 벗겨져서 오히려 상태가 나빠지므로 열탕에 의한 경우는 찬물을 부어 충분히 냉각시키고 나서 서서히 벗긴다. 달라붙은 경우는 그 부분을 남기고 잘라내며 무리하게 벗기지 않는다.

❸ 화상 관리에서 가장 중요한 것은 화상을 당한 부위가 조직이 재생되어 다시 자랄 때까지 2차적인 감염이 생기지 않도록 하는 것이다. 2차 감염을 예방하기 위해 항생제 연고 등을 사용할 수 있으나 연고가 없다면 깨끗한 천으로 감싸 상처에 더러움이 묻지 않도록 한다.

화상에 효과적인 침 치료

화상에 대한 치료는 침 치료를 우선적으로 권한다. 외관혈, 축빈혈, 혈해혈에 침을 놓으면 2도 화상은 거의 치료가 된다. 3도 화상의 경우에도 침 치료는 효과적으로 알려져 있다. 다만 3도 화상의 경우는 부착력이 없는 소독된 천으로 상처 부위를 보호해야 하며 주변 전문가의 도움이 필요하다.

순서 : 외관 ⋯▶ 축빈 ⋯▶ 혈해 ⋯▶ 아시혈

혈자리명	외관
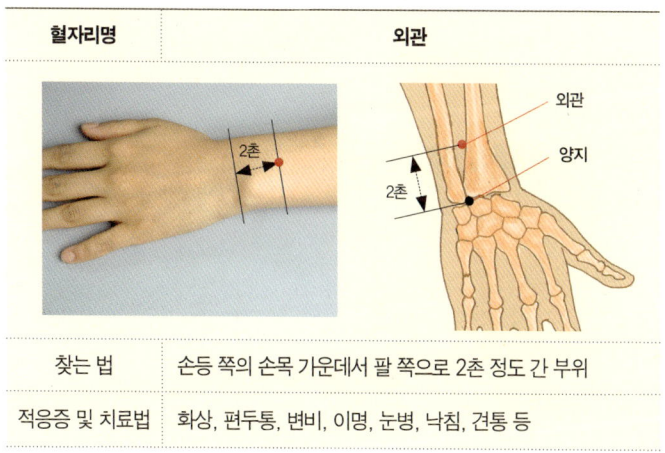	
찾는 법	손등 쪽의 손목 가운데서 팔 쪽으로 2촌 정도 간 부위
적응증 및 치료법	화상, 편두통, 변비, 이명, 눈병, 낙침, 견통 등

혈자리명	축빈

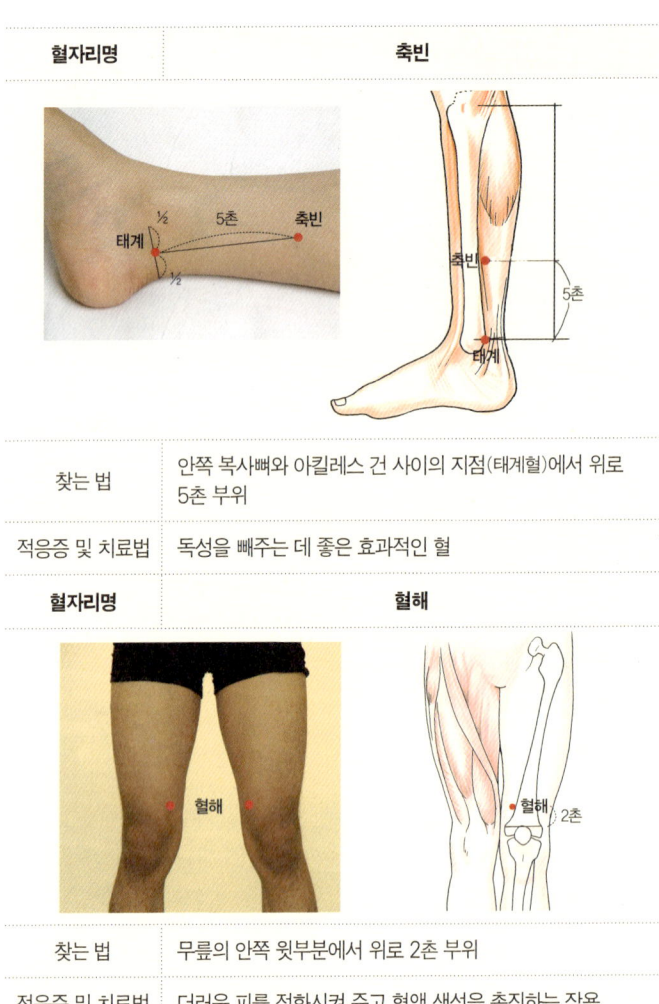

찾는 법	안쪽 복사뼈와 아킬레스 건 사이의 지점(태계혈)에서 위로 5촌 부위
적응증 및 치료법	독성을 빼주는 데 좋은 효과적인 혈

혈자리명	혈해

찾는 법	무릎의 안쪽 윗부분에서 위로 2촌 부위
적응증 및 치료법	더러운 피를 정화시켜 주고 혈액 생성을 촉진하는 작용

| 아시혈 침법 |

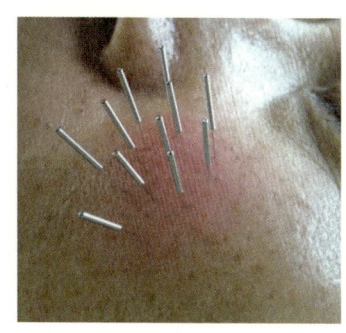

화상 부위가 넓다면 더더욱 침 치료가 효과적이다. 아시혈 침법이란 화상을 입은 곳에 침을 놓는 것을 말하는데 화상 부위에 산자 하여 침을 놓아 조직의 재생을 돕고 침을 통해서 열기와 화기火氣를 빼주는 원리이다.

❶ 잘 소독된 침을 사용한다.
❷ 침 치료는 화상을 입은 지 24시간 이내에 시작하며 처음 일주일은 매일 30분~1시간씩, 그 후로는 나을 때까지 격일로 치료한다.
❸ 화상을 입은 곳에 빽빽하게 그리고 얕게 놓는다.
❹ 2도 화상의 경우 수포는 제거할 필요가 없고 수포 위에 그대로 침을 꽂으면 된다.

| 화상에 도움을 주는 보조 요법 |

화상을 입었을 때 환부를 물에 충분히 식힌 뒤 당근을 갈아 바르면 화상의 증상 완화에 도움이 된다. 또 알로에 즙을 발라주

거나 생감자를 간 즙이나 사과 속을 곱게 갈아서 환부에 자주 발라주면 통증이 완화되고 흉터가 덜 남도록 도움을 준다.

통증을 완화하는 법

치료 우선순위

침과 사혈을 동시에 적용한다.

타박상에 효과적인 침

순서 : 족해 ···▶ 수해

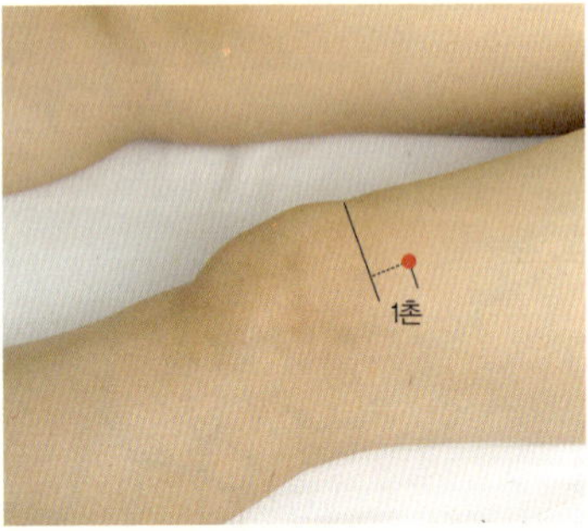

혈자리명	족해
찾는 법	슬개골 윗부분에서 손가락 한 마디 정도 위로 간 부분 외측 범위. 무릎 슬개골 외상방에 위치
적응증 및 치료법	타박상, 근육통, 훈침, 약물로 인한 부작용 등

혈자리명	수해(소부혈)
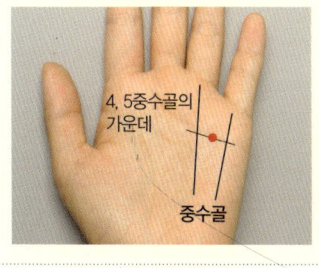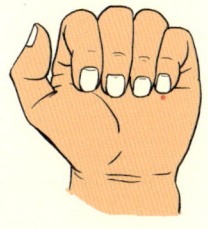	
찾는 법	손바닥 네번째 손가락에 이어진 제4중수골과 다섯째 손가락에 이어진 제5중수골 사이 손금이 있는 부분 바로 위(보통 감정선이라고 부르는 손금 위에 있다)
적응증 및 치료법	타박상, 근육통, 약물 부작용, 열성 질환, 손발 저림 등

※ 타박상에는 아픈 부위에 직접 사혈하거나 충수염(맹장염-본서 p.196 참고) 파트에서 소개된 사화중, 사화외를 사혈하는 것도 효과가 좋다.

요통에 탁월한 사혈법

순서 : 위중에 사혈 후 습부항

혈자리명	위중
찾는 법	무릎 뒤 오금 정 가운데
적응증 및 치료법	만성요통, 디스크 환자는 사혈법과 침을 병행하면 효과가 훨씬 좋고 빠르다. 급성 요통이나 갑자기 허리를 삔 경우 위중에 사혈을 해주면 효과적이다. 허리가 좋지 않거나 인체 뒷면에 순환이 안 되면 위중 주변에 정맥이 나타나 있는 경우가 많다. 이 부위에 사혈 후 부항을 해주면 피가 나오면서 인체 뒷면의 순환이 원활해지게 된다.

TIP

- 척추뼈 위의 통증 시 침자리 : 후계혈 ⋯ 속골혈 ⋯ 풍시혈 ⋯ 인중혈
- 엉치와 척추 좌우 기립근 혹은 좌골신경통(다리로 이어지는 신경통) 시 침자리: 후추혈 ⋯ 수영혈(침이 뼈에 닿도록 침을 놓는다) ⋯ 후계혈 ⋯ 영골혈 ⋯ 대백혈 ⋯ 마금수혈 ⋯ 마쾌수혈 ⋯ 수금혈 ⋯ 수통혈

(혈자리는 p.246 부록1 침·뜸으로 만성질환 관리하기 참조)

관절통에 효과적인 약초

• **쇠무릎**(약재명 : 우슬牛膝)

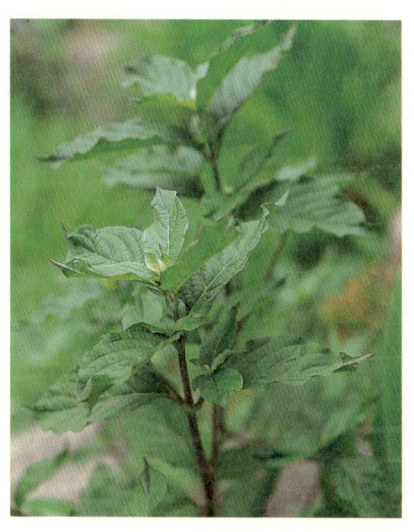

쇠무릎지기라고도 한다.

식음법

말린 우슬 뿌리나 줄기 30g에 물 1.8L 정도를 넣고 달인다. 우슬을 달인 물을 차처럼 이틀간 2~3회 나누어 마신다.

효능

관절염, 혈액 순환 장애, 다리 저림, 생리 불순, 대하, 변비 등에 효과적이다.

주의사항

뿌리는 설사를 자주 하거나 허약자, 임신부는 복용을 삼가는 것이 좋다.

동물이나 벌레에 물렸을 때

뱀 교상

| 뱀에 물리지 않도록 예방하는 법 |

1. 뱀이 활동하는 시기는 주로 여름이며 보통 직사광선을 피해 낙엽이나 돌 속에 몸을 숨기고 있으니 미리 조심해야 한다.
2. 산행 시 단단한 신발을 신고 각반을 착용하는 것이 좋다.

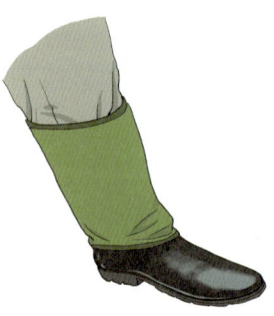

〈각반을 착용한 모습〉

❸ 뱀은 먼저 사람을 공격하지 않고 밟히거나 위협을 느끼면 대응하므로 소리가 멀리 가는 릴낚시용 방울을 발목에 착용하거나 막대기로 수풀을 헤집거나 땅바닥을 치면서 걸으면 뱀이 미리 도망갈 수 있다.

| 뱀에 물렸을 때 응급처치 |

❶ 산행 중 물리는 느낌이 들었을 때는 이빨 자국으로 독사인지 구별할 수 있다. 독사의 경우는 1개 혹은 2개의 물린 자국이 나며 독이 없는 뱀의 경우는 교상 자국이 여러 개의 말굽 모양으로 난다.

❷ 독사에게 물린 경우 물린 부위를 손으로 문지르거나 당황해 많이 움직이게 되면 독의 침투나 확산이 빨라지므로 마음을 가라앉히고 물린 자리 위쪽으로 3cm 이상의 넓은 천으로 묶고 부목을 대어 상처 부위가 움직이지 않도록 한다.

❸ 천으로 묶을 때는 손가락 하나 들어갈 정도의 여유를 두고

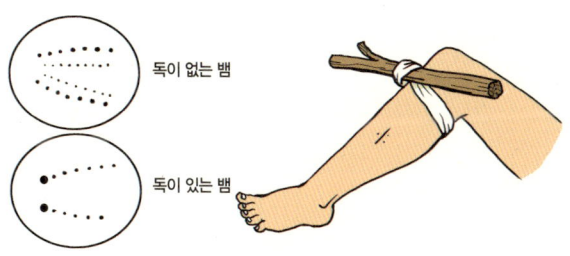

묶는다. 너무 꽉 묶게 되면 상처 부위 조직이 괴사될 수 있으니 주의해야 한다.

❹ 이빨 자국을 연결한 가상의 선 위를 칼로 째어 절개한 후 흡인할 수 있는 도구로 상처 부위의 독을 흡인한다. (병원치료를 받을 수 있으면 절개 없이 바로 병원으로 이송한다)

❺ 흡인은 물린 후 15분 내에 해야 효과가 있다. (전용 흡인기가 없다면 부항기를 활용할 수 있다) 상처 부위를 입으로 빨아서 독을 제거하는 행위는 위험하므로 하지 않도록 한다.

개 교상

| 개에 물렸을 때 응급처치 |

❶ 개에 물렸을 경우는 항생제 치료를 받아야 하며 물린 상처는 물과 소독액으로 깨끗이 세척 후 거즈로 덮고 2~3일이 지난 후에 봉합한다. (이렇게 늦게 봉합하는 이유는 개 교상은 매우 오염된 상처로 간주하기 때문이다)

❷ 파상풍 치료도 함께 병행되어야 한다. (개가 광견병인 경우는 병원 치료가 필요하고, 물었던 개를 잡았다면 적어도 10일간 관찰하여 다른 병이 없는지 확인해야 한다)

뜸으로 응급처치 하는 법

산에서 뱀이나 독충 등에 교상을 당했을 때는 뜸으로 응급 치료를 할 수 있다.

❶ 우선 교상 부위를 사혈하고 흡인기로 독을 빼낸다.
❷ 만약 주변에 쑥뜸이 없다면 주변의 낙엽을 잘게 부수어 말아 뜸으로 사용한다.
❸ 쥐똥 크기에서 시작해 점점 크게 해서 도토리 크기, 밤톨 크기로 떠준다. (지네나 독사, 전갈 같은 것에 물린 경우에는 생명이 위험한 상황이므로 강하게 치료해야 한다)
❹ 계속해서 물린 부위에 뜸을 뜨다 보면 독 때문에 정신이 혼미해지는 증상도 나아질 수 있다. 정신이 돌아온 뒤로도 몇십 장을 더 뜸을 떠야 죽지 않고 살아날 수 있다.

> **TIP_ 살에 가시가 박혔을 때**
> 살에 가시가 박혀 잘 빠지지 않을 때는 잘게 갈은 부추를 살에 붙여두면 가시가 뾰족하게 나와 쉽게 뺄 수 있다.

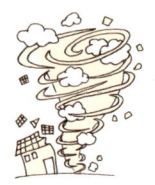

5
혹한과 폭염에 노출되었을 때

혹한 시 응급처치법

저체온증

저체온증은 체온이 35℃ 이하로 떨어진 상태로 주로 찬물에 빠진 경우나 한랭한 공기, 눈, 얼음 등에 장기간 노출된 경우에 발생하며 지속적으로 체온이 떨어지면 목숨을 잃을 수도 있다.

❶ 추위에 노출되어 저체온에 빠진 사람을 보면 일단 따뜻한 공간으로 옮기는 것이 중요하다.
❷ 저체온증에 빠진 사람을 옮길 때는 매우 조심해서 다루어야 한다.
❸ 저체온증에는 체온을 높이는 것이 최선의 치료법이다. 젖은 의복을 제거하고 마른 수건으로 닦은 뒤 단열이 잘되는 직물로 덮어주어야 한다.

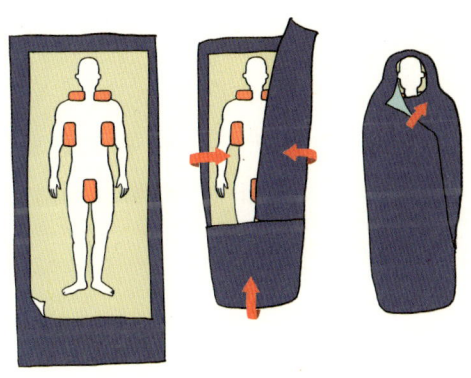

〈저체온증용 덮개〉

❹ 체온을 높일 때는 급속히 하지 않고 서서히 해야 한다. 열을 급속히 가하여 피부 체온부터 높이면 오히려 위험해질 수 있다.

❺ 보통 수액을 따뜻하게 데워 정맥 주사하는 치료법을 쓰고 환자가 의식이 있다면 따뜻한 물을 먹여볼 수 있다.
❻ 저체온증으로 의식이 없는 경우 인체를 재가온하면서 체온이 30°C~32°C가 될 때까지 심폐소생술을 지속해야 한다.

혹한에서 살아남는 방법

의료진의 도움을 받기 힘든 상황에서 제대로 식사도 못하고 체온이 급속도로 정상 범위를 벗어나고 있다면 단전에 뜸을 뜨는 방법으로 순간적인 위기를 모면할 수 있다. 김남수 옹의 무극보양뜸(본서 p.125 참고) 또한 몸의 혈류순환을 원활하게 도와준다.

동상을 입었을 때

동상은 빨갛게 되면서 부종이 생기는 1도 동상, 물집이 생기는 2도 동상, 물집과 부종이 더 오래가는 3도 동상, 피부 괴사가 시작되는 4도 동상으로 나눈다. 심한 동상에 걸리면 조직이 죽어 썩게 되므로(조직 괴사) 각별히 유의하여 예방해야 한다. 동상은 몸의 전체적인 순환이나 기력이 약해져 있을 때 더 잘 걸릴 수 있으므로 면역력을 높이면 동상을 예방하거나 최소화할 수 있다.

❶ 외출 시에 양말이나 장갑이 젖었다면 즉시 마른 것으로 갈아준다.
❷ 동상에 걸린 환부는 절대 강하게 문지르지 않도록 한다.
❸ 감각이 없고 하얗게 변한 손과 발, 혹은 귀는 문지르거나 갑자기 불을 쬐어 녹이지 말고 37°C 정도의 미온수에서 서서히 녹여준다. (피부색이 돌아올 때까지 매일 37°C~40°C 정도의 물에 담가 온욕한다)
❹ 얼굴은 따뜻한 물을 적신 수건으로 팩을 한다.
❺ 동상에 걸린 부위의 피부는 상처가 나지 않도록 주의해야 한다. (이차 감염의 소지가 보일 때는 페니실린 계열의 항생제를 복용한다)
❻ 수포가 생겼다면 터뜨리지 않도록 한다.

뜸을 이용한 동상 치료

순서 : 신유 ⋯ 간유 ⋯ 격유 ⋯ 폐유 ⋯ 곡지 ⋯ 족삼리 ⋯ 관원 ⋯ 중완

혈자리명	신유, 간유, 격유, 폐유, 곡지, 족삼리, 관원, 중완

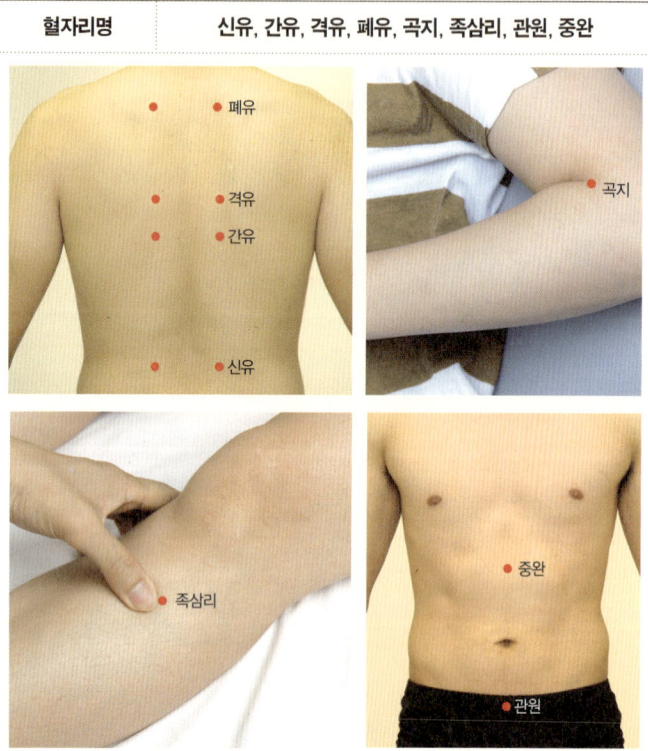

찾는 법	**신유** 요추 2번 아래 좌우 1.5촌 부위 **간유** 흉추 9번 아래 좌우 1.5촌 부위 **격유** 흉추 7번 아래 좌우 1.5촌 부위 **폐유** 흉추 3번 좌우 1.5촌 되는 부위 **곡지** 팔꿈치를 구부리고 손바닥을 반대편 젖가슴에 댄 자세에서 팔꿈치 가로무늬(주횡문)가 끝나는 곳 **족삼리** 슬개골 밑 바로 바깥쪽으로 움푹 들어간 곳에서 3촌 내려와 만져지는 경골에서 바깥쪽으로 1촌 부위 **관원** 배꼽의 중앙과 치골 위를 잇는 선을 5등분 해서 배꼽 아래로 3/5점 되는 부위 **중완** 배꼽 직상방 4촌 부위
적응증 및 치료법	동상, 기혈순환 촉진, 오한, 면역력 강화

발의 동상 치료법

순서 : 신맥 … 조해 … 용천

(앞의 '뜸을 이용한 동상 치료의 혈자리'와 함께 뜬다)

혈자리명	신맥, 조해, 용천

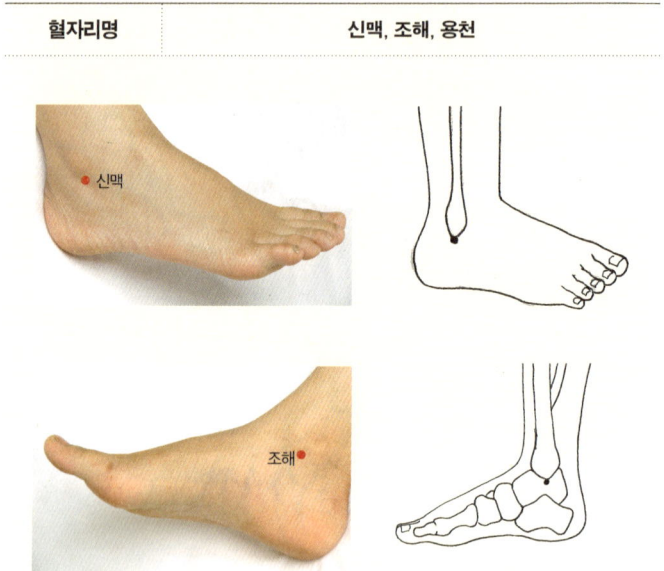

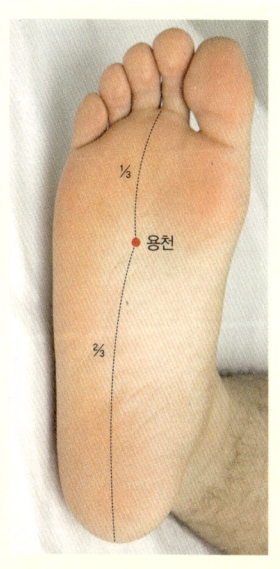

찾는 법	**신맥** 바깥쪽 복숭아 뼈의 바로 아래 움푹 들어간 부위 **조해** 안쪽 복숭아 뼈 바로 아래 움푹 들어간 부위 **용천** 발가락을 뺀 발바닥 길이를 삼등분해 위에서 1/3지점의 오목한 중심부
적응증 및 치료법	동상, 실신, 심장병, 하복냉증, 불임증, 황달, 당뇨

손의 동상 치료법

뜸을 하고 가려워지면 가려운 부위에 3장 정도 더 뜸을 뜬다. 가려움이 없어지면 완쾌된 것이고 또다시 가려우면 반복해서 뜸을 떠준다.

혈자리명	노궁
찾는 법	주먹을 가볍게 쥐었을 때 중지가 손바닥에 닿는 부위
적응증 및 치료법	동상, 구강염, 코피, 피로회복, 중풍. 땀이 많을 때는 오래 뜸을 뜨면 좋다. (명상하는 사람들은 노궁에 직구는 되도록 피하는 것이 좋다)

TIP_ 동상 치료에 효과적인 선인장

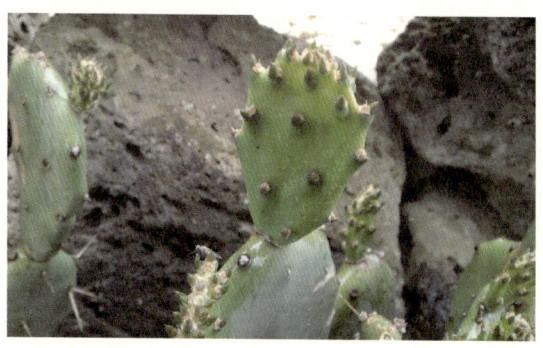

동상에 걸렸을 때 선인장을 짓찧어 동상 부위에 붙이면 효과가 좋다. 또한 불에 데었을 때도 외용하거나 기타 소화기계 질환(장의 염증, 급성 이질)과 호흡기계 질환(기관지 천식이나 폐결핵)에도 효과가 있다.

폭염 시 응급처치법

더위에 지쳤을 때 몸을 보하는 법

| 아랫배 온찜질 |

더위를 먹어 답답하거나 기력이 쇠하였을 때는 더위로 인해 양기가 모두 빠져나간 것을 원인으로 보고 기운을 보하는 방법으로 다음과 같이 아랫배를 따뜻하게 하는 응급처치로 몸 상태를 개선시킬 수 있다.

❶ 아랫배에 천이나 베수건을 따뜻한 물에 담갔다가 배꼽과 기해혈(배꼽 아래 1.5촌 부위)을 찜질하고 계속하여 따뜻한 물을 위에 뿌려주어 따뜻한 기운이 배꼽으로 들어가게 한다.
❷ 따뜻한 물이 없다면 따뜻한 흙을 배꼽에 쌓고, 식으면 바꾸어 준다.

더위에 지쳤을 때 마시는 차

• 생강

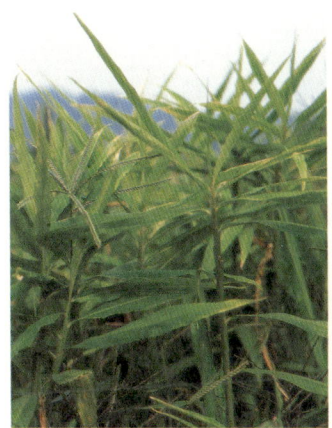 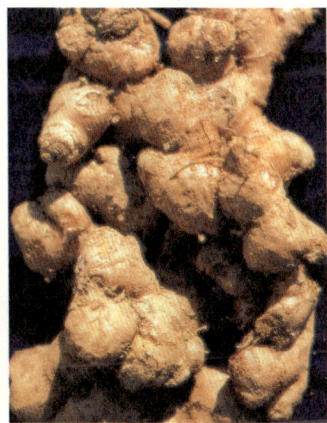

효능

생강은 따뜻한 성질로 주요 성분인 진저롤, 진저론, 슈가올 등이 세포를 자극해 몸을 따뜻하게 하여, 혈액 순환에 도움을 준다. 면역력을 높여주어 감기나 더위에 몸이 상했을 때 도움이 된다.

음용법

생강 10g에 물 500ml를 부어 끓기 시작하면 불의 세기를 약하게 해 10분 정도 더 달인다. (대추가 있다면 함께 넣고 달여 마시면 좋다) 달인 차에 꿀이나 설탕을 타서 마신다.

• 향유

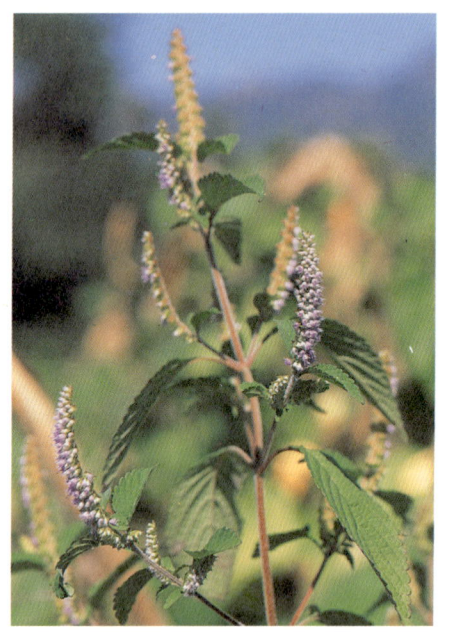

효능

더위를 풀어주며 감기로 열이 나고 춥고 두통이 생기는 증상, 복통 및 설사에도 매우 좋다.

음용법

향유의 전초* 20g을 물 1L에 넣고 달인 뒤 수시로 마시면 된다.

열경련

열경련은 더운 날씨에 땀을 많이 흘렸는데 물만 보충하고 염분을 보충하지 않을 때 주로 발생하고 주증상으로는 다리나 어깨 근육에 경련이 일어나는 것이다. 이러한 경련은 시원한 곳에 쉬면서 소금을 물에 타서 마시면 치료될 수 있다. (소금 알갱이를 직접 먹지는 않는다)

일사병

일사병은 심한 수분 소실에 의해 체액이 부족해진 경우에 주로 발생한다. 몸에 필요한 수분이 부족해 몸이 약해져 전신 쇠약 증상, 오심이나 두통을 수반하는 현기증, 맥박이 빨라

---

* 뿌리, 줄기, 잎 등 그 약재의 전체

지는 증상이 나타난다. 시원한 곳에서 이온 음료나 물을 마시고 쉬면 대부분 증상이 호전된다. 만약 의식이 소실되거나 체온이 계속 상승하여 증상이 호전되지 않으면 즉시 치료를 받아야 한다.

열사병

폭염에 대한 신체 반응 중 가장 심각한 것은 체온조절 기능 자체가 망가지는 열사병으로 이는 노인에게 흔하게 일어난다. 열사병은 80%가 예고 없이 갑자기 나타나므로 더운 여름에 야외에 있다가 갑자기 의식을 잃었다면 가장 먼저 체온을 재 보아야 한다.

| 응급처치 |

❶ 폭염으로 답답해 하거나 정신을 잃었을 경우 즉시 서늘한 곳으로 옮긴 후 체온을 측정한다. 만약 40°C 가까이 되는 고온이라면 30분 이내에 빨리 체온을 내려 주어야 한다.
❷ 몸에 미지근한 물을 뿌린 후 바람으로 말려 물이 피부에서 증발하면서 체열을 빼앗게 함으로써 신속히 열을 내릴 수

있게 한다.

| 주의점 |

❶ 열사병의 경우 일사병과 달리 사망에 이를 수 있는 응급 상황이므로 신속한 이송과 처치가 중요하다.
❷ 열사병 환자는 중심 체온이 상승한 것이 근본적인 문제이다. 따라서 겉의 피부만 시원하게 해주거나 얼음물로 열을 식힐 경우 혈관 수축으로 더욱 위험해질 수 있다.

열사병 시 효과적인 뜸

열사병은 병원으로 옮길 수 있으면 신속히 옮기고, 그렇지 못한 경우에는 뜸을 시술한다.

순서 : 신유 ⋯▶ 신주 ⋯▶ 폐유 ⋯▶ 풍문 ⋯▶ 곡지 ⋯▶ 백회 ⋯▶ 족삼리 ⋯▶ 중완 ⋯▶ 거궐

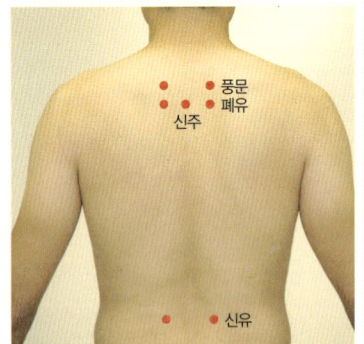

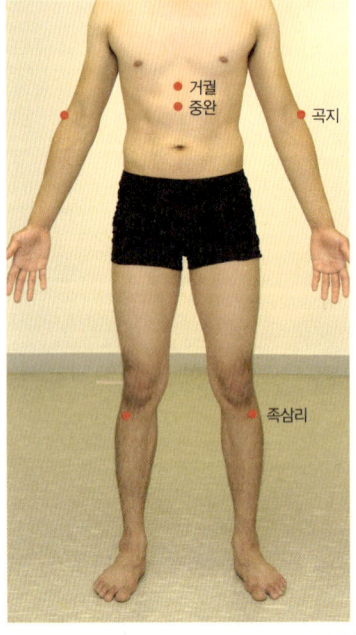

혈자리명	신유, 신주, 폐유, 풍문, 곡지, 백회, 족삼리, 중완, 거궐
찾는법	**신유** 요추 2번 아래 좌우 1.5촌(요추는 5번까지 있으니 밑에서부터 찾아 올라간다) **신주** 폐유의 사이 즉, 흉추 3번 아래 **폐유** 흉추 3번 좌우 1.5촌 되는 부위 **풍문** 흉추 2번 아래 좌우 1.5촌 **곡지** 팔꿈치를 구부리고 손바닥을 반대편 젖가슴에 댄 자세에서 팔꿈치 가로무늬(주횡문)가 끝나는 곳 **백회** 양족 귀 상단에서 머리 위로 이어 올린 가상 선을 긋고 코 위로 인체의 중앙선을 그어 두선이 십자로 교차하는 지점 **족삼리** 슬개골 밑 바로 바깥쪽으로 움푹 들어간 곳에서 3촌 내려와 만져지는 경골에서 바깥쪽으로 1촌 **중완** 배꼽 위로 4촌 부위 **거궐** 배꼽 위 6촌 부위

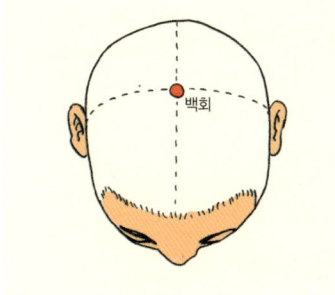

적응증 및 치료법	열이 심할 때는 풍문에 10~20장 뜸을 뜬다. 다만 풍문에 다장하는 뜸은 한 번으로 끝내고 다음부터는 3~5장 정도씩 뜬다. 구토가 있을 때는 중완과 거궐에 뜸을 하고 구토가 없으면 안 해도 된다.

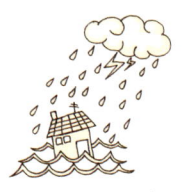

6
재난 지역에서 감염병 대처법

감염병 예방하기

재난 지역에서는 장티푸스와 이질, 콜레라 등의 세균성 장염과 피부 질환, 해충 매개성 감염병, 호흡기 질환 등이 발생할 가능성이 높다. 또한 평소 만성질환을 앓는 사람들은 질환이 악화될 가능성이 높으므로 개인위생과 건강관리에 각별한 주의가 필요하다.

꼭 접종해 두어야 할 예방접종

만 2세 이하

국가 필수 예방접종은 모두 접종하도록 한다. (A형 간염과 뇌수막염 백신(Hib 백신)도 접종을 권장한다)

만 4~6세

MMR(홍역, 볼거리, 풍진), polio(소아마비), DTaP(디프테리아, 파상풍, 백일해) 수두 예방접종을 반드시 하도록 한다. (재난 지역에서 홍역은 가장 흔한 전염성 질환일 수 있다)

10세 이상 소아와 성인

10세 이상 소아는 Td(파상풍, 디프테리아) 백신을 접종하고 그 후로는 10년마다 Td를 접종해야 한다. 도시에 사는 성인의 경우는 보통 Td 접종을 잊고 지내는 경우가 흔한데 파상풍 예방접종을 해두면 갑작스런 재난 상황에서 균감염에 대한 대비책이 되므로 반드시 접종할 것을 권한다.

재난 지역에서 감염병 예방법

❶ 식사 전이나 외출 후에는 흐르는 물에 깨끗이 손을 씻는다.
❷ 물에 젖은 음식은 먹지 말고 버리는 것이 좋다.
❸ 음식은 익히고 물은 끓여서 먹고 식기나 도마, 행주 등 주방 기구는 끓는 물에 소독한다.
❹ 재해 복구 작업이나 물에 잠긴 상태로 일을 할 때에는 가급적 오염된 물에 피부가 닿지 않도록 장화나 보호 장구를 착용한다.
❺ 습기가 많은 환경에서 물에 젖은 상태로 오래 있다 보면 감기나 폐렴 같은 호흡기 질환이 발생하기 쉬우므로 젖은 옷은 즉시 갈아입고 체온 변화에 유의하며 양치질과 손발을 자주 씻는 것이 좋다.
❻ 물이 많은 곳에서 작업할 경우에는 누전에 의한 감전 사고의 위험이 있으므로 반드시 전기를 차단한 후에 작업한다.
❼ 열, 복통, 설사, 구토 등의 식중독이나 감염병 증상이 있으면 즉시 적절한 치료를 받도록 한다. 또 환자의 배설물이 묻은 옷 등은 철저히 소독해야 한다.

> **TIP**_ 재난 지역에서 개인위생 유지하기
>
> 물이 부족하거나 오염된 상황일 때는 다음과 같은 방법을 사용할 수 있다.
>
> - 손수건이나 수건에 물을 적셔 몸을 닦는다.
> - 물이 오염되었다면 끓이거나 MMS(본서 p.226 참고)로 소독한 뒤 손수건이나 수건에 묻혀 몸을 닦아낸다.
> - 머리를 감아야 할 때 세정제를 사용할 수 없을 경우 소금 또는 식초를 약간 섞은 물 혹은 양파를 끓인 물로 가볍게 마사지해서 헹구어낸다.
> - 녹차 찌꺼기를 물에 우려내 머리를 감으면 비듬 제거에 효과가 있다.
> - 물이 필요 없는 세정제나 물티슈가 있다면 유사시 도움이 된다.

감염병 대응법

탈수 대처법

수인성 감염병 등으로 인한 설사가 위험한 이유는 대개 탈수 때문이므로 체액 손실을 교정해 주는 응급 치료를 해야 한다.

시중에 나와 있는 먹는 전해질 용액으로는 페디라, 에레드롤 등이 있는데 이러한 전해질 용액이 없을 경우는 다음과 같은 방법으로 전해질 용액을 만들 수 있다.

| 탈수 치료용 전해질 용액 만들기 |

❶ 아주 묽은 죽이나 물 500ml에 죽염 혹은 천일염 1/4작은 숟가락(1.25g)과 설탕 1큰 숟가락(15g)을 넣어서 잘 저어 녹여준다. (또는 1L의 물에 설탕 1큰 숟가락, 소금 1/2작은 숟가락, 베이킹 소다 1/2작은 숟가락을 섞어 복용해도 된다.)

❷ 소아의 경우는 조금만 설사해도 쉽게 탈수증에 빠지므로 빠르게 대처한다.

❸ 어린 아이의 경우 구토가 너무 심해 아무것도 못 삼키면 공복 상태로 일정 시간 두다가 전해질 용액 복용을 다시 시도한다. (경증일 경우 보리차를 끓여 마시면 도움을 받을 수 있다)

※ 전해질 용액은 용량을 정확히 지켜 만들어 복용해야 하며 조성이 정확하지 않을 경우 오히려 증세를 악화시킬 수 있다.

설사병에 걸리면 특히 몸 안에 저장되어 있는 비타민 A의 저장량이 급속히 저하된다. 비타민 A는 면역 기능, 조혈 기능, 항산화 작용, 뼈의 대사 작용 등 인체에서 여러 가지 다양한 역할을 하는데 결핍 시 야맹증이나 시력 저하를 일으킨다.

| 탈수 시 비타민 A 보충에 도움이 되는 감잎차 |

감잎의 채취 및 보관

감잎(5~6월경 어린 잎을 채취하는 것이 좋다)을 따서 깨끗이 씻은 후 2~3일 정도 그늘에서 말린 후 잎을 잘게 썬다. 말린 잎을 쪄서 바람이 잘 통하는 그늘에서 다시 말린 후 습기가 없는 곳에서 보관한다.

감잎차 만드는 법

물을 100ml를 끓여서 70℃ 정도로 식힌 후 말린 감잎 2~3g을 넣고 15분 정도 우려낸 후 마신다.

주의사항

감잎은 약산성이기 때문에 알칼리성 약초차와 함께 마시는 것은 피해야 한다. 또한 변비가 심한 사람은 조심하도록 한다.

| 탈수 시 비타민 A를 보충하는 또다른 음식 |

질경이, 당근, 브로콜리, 고구마, 케일, 호박, 살구, 파파야, 완두콩 등

뜸 치료법

수인성 감염병에 걸렸을 때 구토나 설사에 효과적인 뜸자리에 3~5장 정도 뜸을 뜨면 도움이 된다.

순서 : 대장유 ⋯ 신유 ⋯ 격유 ⋯ 곡지 ⋯ 족삼리 ⋯ 중극 ⋯ 기해 ⋯ 천추 ⋯ 중완 ⋯ 이내정

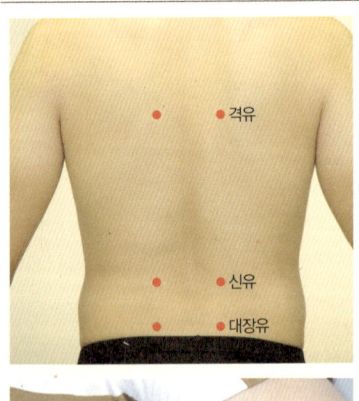

혈자리명	대장유, 신유, 격유, 곡지, 족삼리, 중극, 기해, 천추, 중완, 이내정
찾는 법	**대장유** 요추 4번 아래 좌우 1.5촌 되는 부위 **신유** 요추 2번 아래 좌우 1.5촌 되는 부위 (요추가 5번까지 있으니 아래에서부터 찾는 것이 더 용이함) **격유** 흉추 7번 아래에서 좌우로 1.5촌 되는 부위 **곡지** 팔꿈치를 구부리고 손바닥을 반대편 젖가슴에 댄 자세에서 팔꿈치 가로무늬(주횡문)가 끝나는 곳

찾는 법	**족삼리** 슬개골 밑 바로 바깥쪽으로 움푹 들어간 곳에서 3촌 내려와 만져지는 경골에서 바깥쪽으로 1촌 부위 **중극** 배꼽 아래 4촌 되는 부위 **기해** 배꼽의 중앙과 치골 위를 잇는 선을 5등분 해서 배꼽 아래로 1.5촌 되는 부위 **천추** 배꼽 좌우 2촌 부위 **중완** 배꼽 위로 4촌 부위 **이내정** 발바닥에서 두 번째 발가락과 세 번째 발가락이 만나는 부위
적응증 및 치료법	수인성 감염병에 걸려 복통, 구토, 설사가 나올 때 구토와 설사 등 수인성 감염병의 증상이 심할 때는 이내정에 여러 장 뜸을 뜨면 효과적이다.

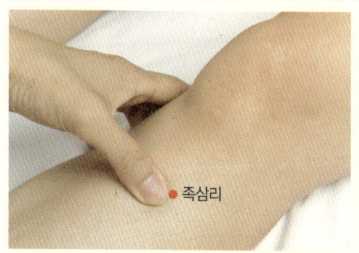

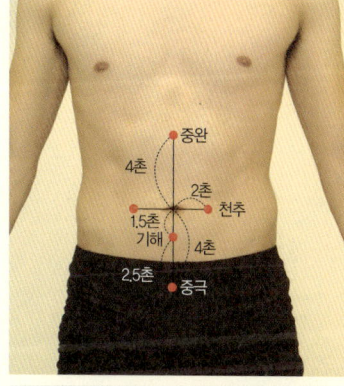

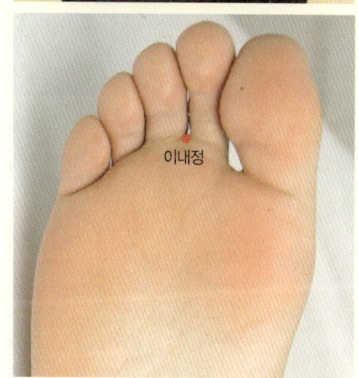

증상 완화에 도움을 주는 약초

• **민들레의 전초** (약재명 : 포공영蒲公英)

민들레는 꽃을 비롯해 잎과 줄기를 함께 약재로 쓴다.

음용법

민들레 뿌리나 줄기, 꽃을 잘 말려 두었다가 물 1.8L에 30g 정도 넣고 달인다.

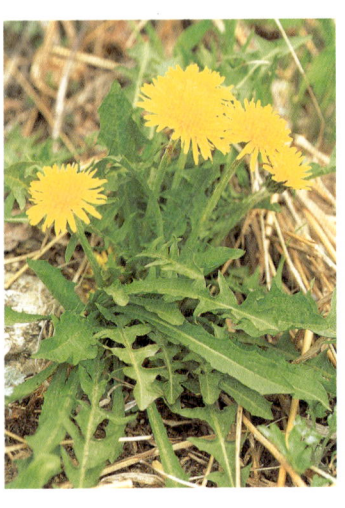

효능

해열, 해독, 항염증 작용을 한다. 특히 맹장염이나 폐농양, 복막염 같은 열이 심한 염증, 급성 인후염, 급성 편도선염 등에 잘 듣는다. 화상에는 생것을 짓찧어 붙이면 효과가 있다.

• 인동덩굴의 꽃봉오리(금은화 金銀花)와 줄기, 잎(인동등 忍冬藤)

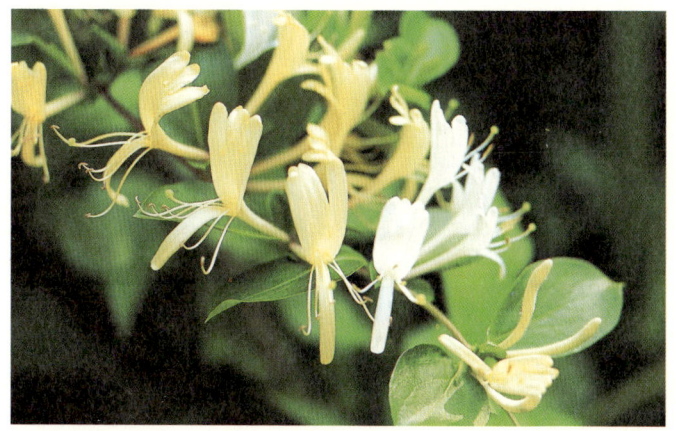

효능

금은화와 인동등은 모두 맹장염이나 장염, 이질에 효과가 좋은 약초이다. 또한 해열, 해독 작용, 항염증 작용 등이 있어 열성 감기, 부스럼, 종기에 효과가 있고 이뇨 작용, 화농성 질환, 급만성 임병, 매독, 패혈증에도 효과가 좋다.

음용법

인동과 금은화(꽃봉오리)를 채취하여 그늘에 말리고 필요시 차로 만들어 음용한다. 물 600ml에 건조한 꽃 10g 정도를 넣고 달여 하루 2~3잔으로 나누어 마신다.

• 약모밀 개화기 지상부 (약재명 : 어성초魚腥草)

우리나라에서는 삼백초과 약모밀의 개화기 지상부를 말하는데 잎에서 흰 진액이 나오며 비린내가 난다.

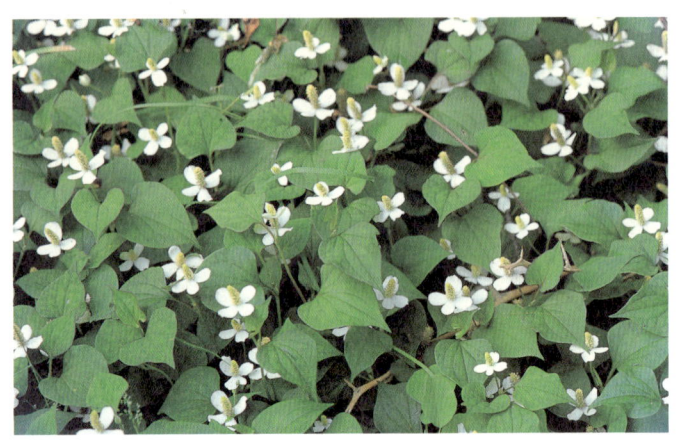

효능

어성초는 해열, 배농 작용이 뛰어나 폐농양으로 인한 기침, 피를 토할 때, 폐렴, 급만성 기관지염, 장염, 요로 감염증, 종기에 쓰며, 열이 많고 소변을 못 볼 때 사용한다. 약리 작용으로 항균 작용, 면역증강 작용, 항염증 작용, 이뇨 작용, 진해 작용이 보고되었다. 어성초로 차를 끓여 마시면 병균에 대한 인체의 해독 작용에 도움이 될 수 있다.

음용법

건조된 어성초 15g에 물 600ml를 넣고 은근히 달인 후 하루에 2~3회 나누어 마신다.

• 삼백초=白草의 전초

꽃이 필 때쯤 꽃 밑에 있는 2~3개의 잎이 하얗게 변하고 꽃과 뿌리 또한 흰빛이다. 세 가지 흰색을 가졌다고 해서 삼백초라는 이름이 붙었다.

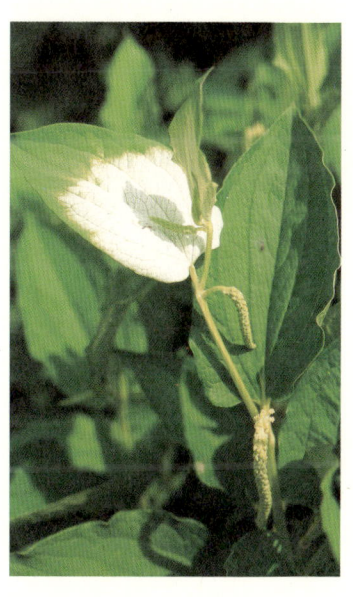

효능

삼백초는 해독 및 이뇨 작용을 하여 신장염과 부종 등의 치료약으로 쓰이기도 한다. 강력한 살균 작용을 하기 때문에 상처가 났을 때 생잎을 짓찧어 붙이면 좋다.

음용법

삼백초는 약간 데쳐 생으

로 먹어도 되고 또한 차로 끓여 수시로 음용할 수 있다. 15g에 물 600ml를 넣고 은근히 달인 후 하루에 2~3회 나누어 마신다.

어성초와 같은 비율로 섞어 차로 달여 마실 수 있으며 위의 약초들을 수시로 복용한다면 병에 대한 저항력을 높이는 하나의 방편이 될 수 있다.

• 질경이의 종자(차전자車前子)

효능

잎을 차전초車前草, 종자를 차전자車前子라는 약재로 쓰는데 차전자는 이뇨 작용이 있고 설사를 멈추게 하며 간 기능을 활성화하여 어지럼증, 두통에 효과가 있다. 또한 질경이의 뿌리, 줄기, 잎 등 그 전체는 이뇨 작용이 있어 신우신염, 방광염, 요로염에도 사용한다.

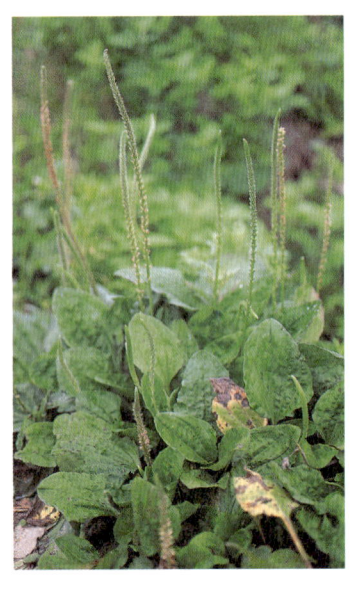

음용법

차전자를 잘 말린 후 5~10g에 물 1L 정도를 넣고 달여 하루에 3번 나누어 복용한다.

재난 지역에서 오물 처리법

❶ 쓰레기를 태운 경우 태운 재는 흙으로 덮고 의료 폐기물은 반드시 날마다 수거하여 지체 없이 소각해야 한다.
❷ 바늘이나 칼은 특히 위험하므로 별도로 수거하여 처리한다.
❸ 의료 폐기물 또는 의료 폐기물을 소각한 재는 주거 지역에서 멀리 떨어진 지정구역에 매립하도록 한다.
❹ 음식 또는 인간의 배설물이 있는 곳에서는 파리가 번식하고 고인 물에서는 모기가, 음식 쓰레기가 있는 곳에서는 쥐가 서식하므로 물리적인 차단이 중요하다.

생태 화장실 만들기

재난 발생 지역에서는 인간의 배설물을 처리하기 위해 구덩

이를 파서 화장실을 만들기도 하는데 이보다 훨씬 위생적인 방법으로 생태 화장실을 만들어 사용할 수 있다.

| 생태 화장실 만드는 법 |

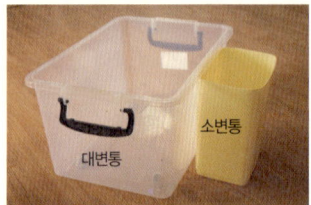

❶ 소변과 대변을 받을 통을 다음과 같이 준비한다. (소변과 대변을 분리하면 악취가 없고 퇴비화하기 용이하다)

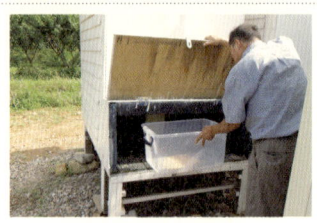

❷ 변기통을 넣고 빼기가 용이하도록 생태 화장실을 만든다.

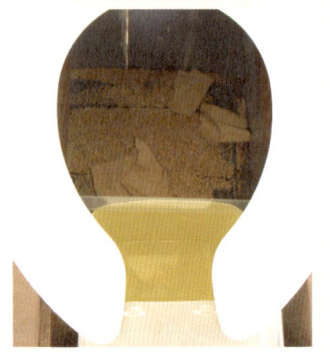

❸ 준비한 변기통을 화장실에 넣고 대변에 부엽토나 왕겨를 대변 층층이 뿌려준다. 소변의 경우 EM(본서 p.220 참고)을 뿌려주면 냄새를 줄일 수 있다.

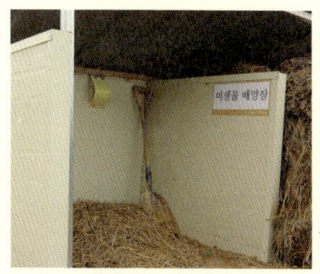

❹ 이렇게 모아진 소변은 폐쇄된 통에 모아 혐기성 미생물이 퇴비화하도록 도와주고 대변은 공기가 통하는 퇴비장에 지렁이 및 호기성 미생물들이 퇴비화하도록 도와준다. (이렇게 만들어진 퇴비들은 훌륭한 비료가 되어 농업에 이용될 수 있다)

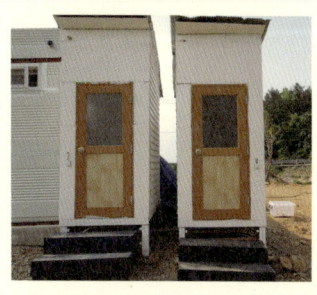

❺ 화장실 공급은 가능하면 최소 20명당 1개로 설치하며 거주지로부터 50m 이내의 거리에 설치하도록 한다.

※ 만약 생태 화장실을 만들 여건이 되지 않는다면 간단한 양동이 위에 나무를 올려놓는 간이식 변기를 만들어 사용할 수 있다.

모기 및 파리 퇴치법

| 모기를 피하는 법 |

- 모기는 땀 냄새, 아미노산 냄새 등 몸에서 나는 냄새를 좋아하므로 개인위생을 철저히 하는 것이 좋다.

- 야외활동을 할 때는 노란색, 흰색 등 밝은 색상의 옷을 입는 것이 좋고 진하고 어두운 색상은 피하는 것이 좋다.
- 밤에는 되도록 창문을 열지 말고 부득이하게 열어둘 경우 방충망을 닫아둬야 한다. (아이들의 경우는 젖산의 분비가 많아 쉽게 모기에 물릴 수 있으므로 일본 뇌염 접종이 끝나지 않은 유아의 경우는 특히 주의를 기울이며 모기장을 추가로 사용하는 것이 좋다)
- 모기 유충은 고인 물에서 잘 서식하므로 싱크대나 화장실 등에 물이 고이지 않도록 한다. (혹은 주거지 근처에 연못을 파고 모기의 서식지를 만들어 준 후 미꾸라지 등을 연못에 풀어 유충을 잡아먹게 하는 방식으로도 대처할 수 있다)
- 라벤더, 아래향, 구문초, 타임, 제라늄 등 모기가 싫어하는 식물이나 계피 가루를 두면 모기 퇴치에 도움이 된다. (시중에는 이러한 향을 함유한 팔찌 형태의 제품, 바르는 로션 제품, 모기가 싫어하는 특정 음파를 내는 간단한 기계 등이 많이 나와 있으므로 미리 준비해 두면 도움이 된다)
- 모기에 물렸을 때 침을 바르면 이차 감염에 의해 피부염으로 악화될 수 있다. 모기에 물린 후 물파스나 얼음찜질을 해주고 긁은 상처에 대비해 약한 스테로이드 연고나 로션 등을 미리 준비해 두는 것이 좋다.

TIP

모기 덫 만들기

재료: 페트병, 베이킹파우더 2티스푼, 황설탕 2티스푼

① 미지근한 물 1컵에 황설탕 2티스푼을 넣고 녹인다.

② ①의 용액에 베이킹파우더 2티스푼을 넣고 잘 섞어준다.

③ 페트병의 1/3 부분을 자른 뒤 ②용액을 담고 잘라낸 페트병 윗부분을 거꾸로 세워서 끼운다. (이 때 이산화탄소가 새지 않도록 테이프로 잘 붙인다)

④ 검은 종이로 표면을 싼다.

⑤ 모기가 액체에 들어와 나가지 못하고 갇히게 된다.

파리 덫 만들기

재료: 페트병, 청주 1컵, 식초 1/2컵, 설탕 50g

① 청주 1컵, 식초 1/2컵, 설탕 50g을 섞어서 페트병에 넣는다.

② 페트병 상단에 사방 3cm 크기로 구멍을 낸다.

③ 파리가 잘 발생하는 습기 찬 곳인 싱크대, 음식물 쓰레기통, 창문, 현관 쪽에 놓는다.

④ 파리가 액체에 들어가 빠져나가지 못하게 된다.

은박지로 파리 퇴치하기

은박지를 창틀 바깥쪽에 붙이면 빛이 반사되어 파리를 쫓을 수 있다.

치아 관리법

치과 없이 치아 건강 유지하기

❶ 충치나 치과 질환이 있다면 미리 치료를 끝내고 칫솔이나 치실을 충분히 준비해 두는 것이 좋다.
❷ 치과 질환은 칫솔질을 잘하면 95%가 예방되며 치약을 쓰지 않아도 칫솔질만으로도 질환을 예방할 수 있다.
❸ 휘어지고 벌어진 칫솔모는 충치의 원인인 치석을 효과적으로 제거할 수 없으므로 교체해 주어야 한다.

> **TIP**
>
> **휘어진 솔을 되돌리는 방법**
> 냄비에 칫솔이 잠길 만큼의 물과 소금 한 스푼을 넣고 끓인다. 물이 끓은 후 칫솔을 넣고 5~10초 정도 있으면 나일론으로 된 칫솔이 원래의 모양으로 돌아간다.
>
> **칫솔이 없을 때**
> - 헝겊 조각에 소금이나 베이킹 소다를 묻혀 치아를 닦는다.
> - 버드나무와 미루나무의 작은 가지를 칫솔 크기로 잘라 끝 부분을 씹어 칫솔질 한다. (버드나무와 미루나무에는 치석을 없애주는 성분이 있다)

치통 완화법

- 말린 명아주 잎을 달여서 입에 물고 있는다.
- 잇몸이 쑤시고 아플 때 삼백초를 문질러 바른다.
- 가지꼭지를 태운 가루를 아픈 이의 구멍 속에 넣어준다.
- 석류나무 잎을 달여 그 약물로 양치질을 한다.
- 솔잎을 검게 태워 아픈 이에 바르면 유효하다.
- 합곡혈은 엄지와 집게손가락을 벌리면 손등에 함몰되는 부위로 누르면 찌르는 듯한 압통이 있는 곳이다. 합곡을 3초간 10회 정도 지압해주면 치통 완화에 도움이 된다.
- 명반가루를 충치에 발라주면 통증이 가라앉는다.
- 충치 부위에 죽염 2~3g 정도를 10분 이상 물고 있는다.
- 벌집을 물에 담가서 우려낸 낸 물로 자주 양치질을 한다.

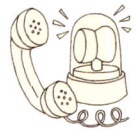

7

소화기계 질병 치료법

급체, 소화 불량

혈자리명	토수

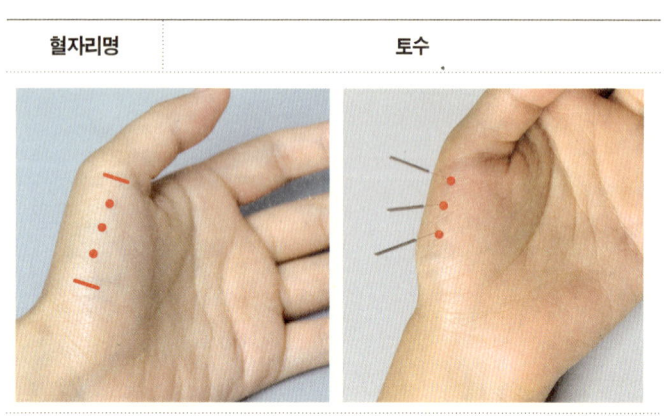

찾는 법	엄지손가락 뒤에 있는 제1중수골에서 뼈가 가장 융기된 두 개의 부분(사진의 기준선) 한가운데 지점과 가운데 점에서 양쪽의 선 사이에 각 중간 지점. 3곳 모두 토수이다.
적응증 및 치료법	급체, 소화불량, 오심, 구토 등 소화기계 질환에 효과적이다. 가운데 점 한군데만 침을 놓기도 하고 세 곳 모두에 침을 놓기도 하는데 뼈에 붙여서 놓을 수도 있고 손바닥 가까이로 놓을 수도 있다. (뼈에 가까이 놓으면 허리 통증에도 효과적이다)

급성 충수염(맹장염)

치료 우선순위

❶ 사혈 ❷ 침 ❸ 뜸

충수염의 경우 의학적 진단 검사와 수술이 불가능한 재난 지역에서 제때 치료하지 못하고 방치하면 복막염으로 진행되어 더욱 위험해질 수 있다. 따라서 충수염이 의심되는 경우 빨리 치료해야 복막염으로의 진행을 막을 수 있다.

| 충수염이란? |

충수염이란 맹장 끝 6~9cm 길이로 달린 충수돌기에 염증이 발생하는 것으로 흔히 맹장염이라 부르는 질환이다. 충수염의 원인은 명확히 밝혀져 있지는 않지만 대부분 충수돌기 개구부가 폐쇄되면서 시작되는 것으로 알려져 있다.

| 증상 |

환자의 95% 이상이 복통이 발생한다. 복통은 초기에는 상복부 통증이 모호하게 있다가 점차 우측 하복부로 국한되어 통증이 발생한다. 특징적으로 우측 하복부를 눌렀을 때 통증이 발생하며 눌렀던 손을 뗄 때 통증이 심해지는 특징이 있다. 이 외에 식욕 부진, 오심, 구토가 있으면서 국소적으로 복부 압통과 발열이 있다. 충수돌기의 위치에 따라 우측 옆구리에 통증이 있을 수도 있으며 골반 내에 위치하는 경우 치골 위쪽의 모호한 불편감이 나타날 수 있다. 이 외에도 장폐색 증상, 복막염, 변비, 설사 등을 주 증상으로 호소할 수 있다.

| 급성 충수염(맹장염) 응급 치료법 |

사혈법 : 사화중과 사화외

혈자리명	사화중, 사회외

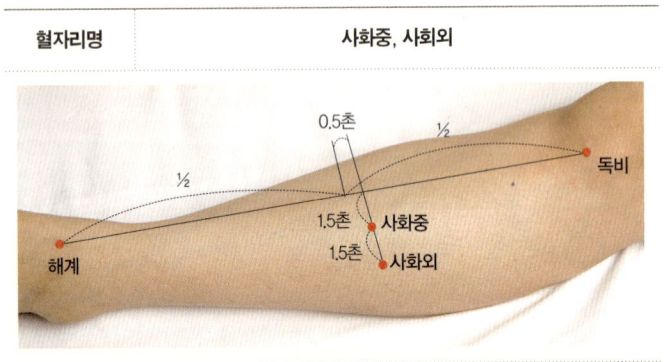

찾는 법	❶ 무릎 아래쪽 가운데에서 외측으로 움푹 들어가는 자리가 있는데 이 자리가 독비이다. ❷ 독비와 발목 사이 정 가운데 점을 잡는다. ❸ 독비와 발목 가운데 점(정강이뼈)에서 0.5촌 정도 위로 올라오면 약간 돌출된 부분이 만져지는데 그 외측 1.5촌 부위가 사화중이다. ❹ 사화중에서 다시 1.5촌 외측으로 간 부위가 사화외이다.
적응증 및 치료법	충수염뿐 아니라 내장 질환 전반에 효과가 좋은 방법이다. 특히 심장, 위장, 폐와 관련된 질환에 효과적이다. 두 혈자리 주위를 란셋이나 침으로 찔러 사혈을 하고 부항을 한다.

침법 순서 : 문금 ⋯ 난미 ⋯ 곡지 ⋯ 천추

혈자리명	문금, 난미, 곡지, 천추

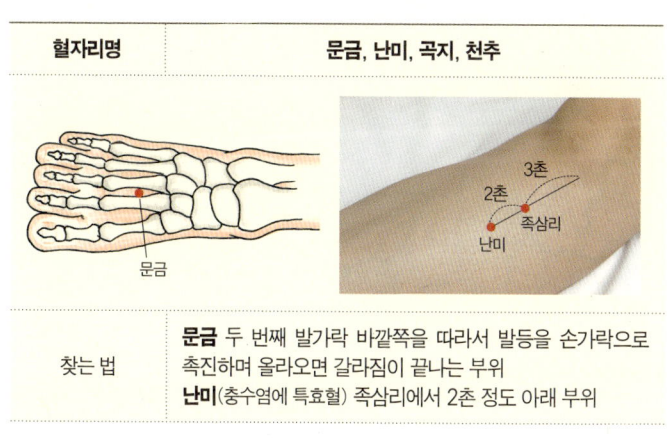

찾는 법	**문금** 두 번째 발가락 바깥쪽을 따라서 발등을 손가락으로 촉진하며 올라오면 갈라짐이 끝나는 부위 **난미**(충수염에 특효혈) 족삼리에서 2촌 정도 아래 부위

찾는 법	**곡지** 팔꿈치를 구부리고 손바닥을 반대편 젖가슴에 댄 자세에서 팔꿈치 가로무늬(주횡문)가 끝나는 곳 **천추** 배꼽 양측 2촌 부위
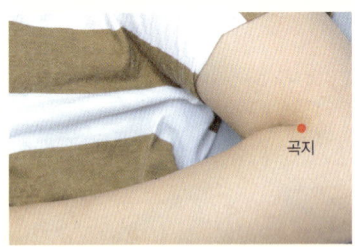	
적응증 및 치료법	맹장염 초기의 증상을 잘 치료할 수 있다. 여기에 맹장염 치료혈로 제시된 혈들은 급성 장염에도 잘 듣는 침자리다. 그러므로 설사 등을 동반하는 급성 장염, 수인성 전염병 등에도 사용할 수 있다.
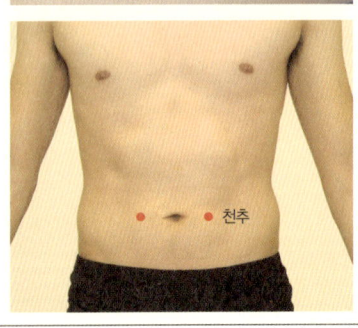	

※ 동씨침법의 권위자 대만의 양유걸 선생은 침으로 맹장염을 치료한 사례가 아주 많다고 한다. 그는 맹장염의 치료 시 주의해야 할 것은 세 가지라고 강조한다. 첫째는 깊이 찔러야 하고 둘째는 오랫동안 유침 해야 하고(1시간 정도) 셋째는 강자극으로 염전(침을 돌리는 것)해야 한다고 한다.

뜸법 순서 : 곡지 … 족삼리 … 천추 … 중완

(복통이 덜해진 후에 기해에 다장한다)

혈자리명	**곡지, 족삼리, 기해, 천추, 중완,**
찾는 법	**곡지** 팔꿈치를 구부리고 손바닥을 반대편 젖가슴에 댄 자세에서 팔꿈치 가로무늬(주횡문)가 끝나는 곳 **족삼리** 슬개골 밑 바로 바깥쪽으로 움푹 들어간 곳에서 3촌 내려와 만져지는 경골에서 바깥쪽으로 1촌 **기해** 배꼽의 중앙과 치골 위를 잇는 선에서 배꼽 아래로 1.5촌 내려온 부위 **천추** 배꼽 좌우 2촌 부위 **중완** 배꼽 위로 4촌 부위
적응증 및 치료법	초기 충수염 치료 ❶ 곡지, 족삼리, 중완, 천추에 7~10장 뜸을 뜬다. ❷ 복통이 덜해져서 고통이 덜할 때에는 기해에 100장 이상 뜸을 뜬다. ❸ 뜸을 뜬 후에 5일 동안 복통 등 증세가 없으면 거의 치유되었다고 볼 수 있다.

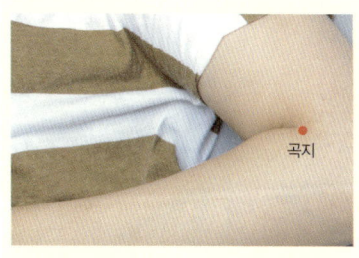

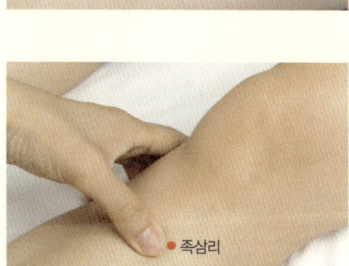

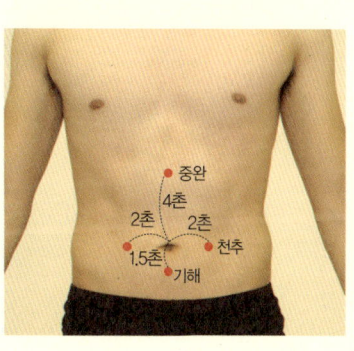

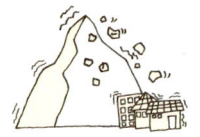

8
굶주림에 대처하는 법

산야초 효소 담그기

식량 비축과 함께 주변에 야생풀들이 자라고 있고 설탕을 구할 수 있다면 산야초 효소를 만들어 기근에 대처할 수 있다. 효소를 복용하면 적은 양의 음식을 섭취하거나 굶주릴 때에도 몸의 항상성과 면역을 유지하는 데 많은 도움을 준다. 되도록 많은 종류의 풀을 함께 담그면 풀 고유의 독성이 중화된다.

| 간편하게 산야초 담그기 |

❶ 오염이 덜 된 주변 산야초를 채집하여 깨끗하게 씻는다.

❷ 씻어 물기를 뺀 산야초와 설탕을 1:1 비율로 준비하고 효소를 담을 통도 준비한다.

❸ 산야초와 설탕이 잘 섞이도록 조금씩 혼합해 담고 맨 위에 설탕을 넉넉히 뿌려준다.

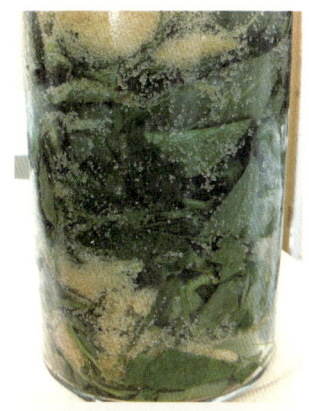

❹ 담근 후 일주일까지는 매일 한 번, 이 주일부터는 일주일에 두 번 정도로 가라앉은 설탕을 섞어준다.

❺ 최소 100일 정도 발효된 다음 복용하는 것이 좋으며 복용 시 효소 60ml 정도에 물 120ml 정도를 섞어 하루 동안 나누어 섭취한다.

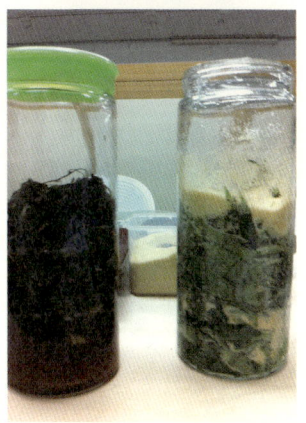

대표적인 구황식물

• 소나무

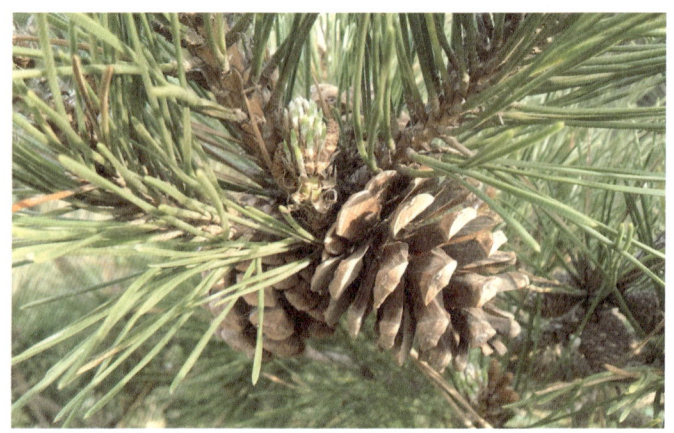

각 부분의 효능

송진(소나무 진액) : 오장을 편안하게 하고 열을 없앤다. 또 상처의 새살이 돋아나게 하고 통증을 멈추며 몸의 기생충을 없앰.

솔방울 : 허해서 야위고 기가 부족한 데 주로 씀.

솔잎 : 사지가 저리고 아플 때 타박상에 좋고 유행성 감기, 뇌염의 예방과 치료, 배고픔을 달랠 수 있음.

송절(소나무 마디) : 다리가 저릴 때, 관절염에 효과.

송화(소나무 꽃) : 어지러움, 오래된 이질, 악창이나 외상 출혈에 효과.

식음법

- 소나무는 옛사람들이 자주 이용한 구황식량으로 송진, 솔방울, 솔잎, 송절, 송화, 소나무 뿌리의 흰 껍질까지 유용하다. 소나무의 속껍질인 송기를 벗겨내어 삶고 물에 씻어 떫은맛을 없앤 다음 수수가루, 옥수수가루, 조가루 등을 섞어 떡을 만들어 먹었다고 한다.

• **잣나무**

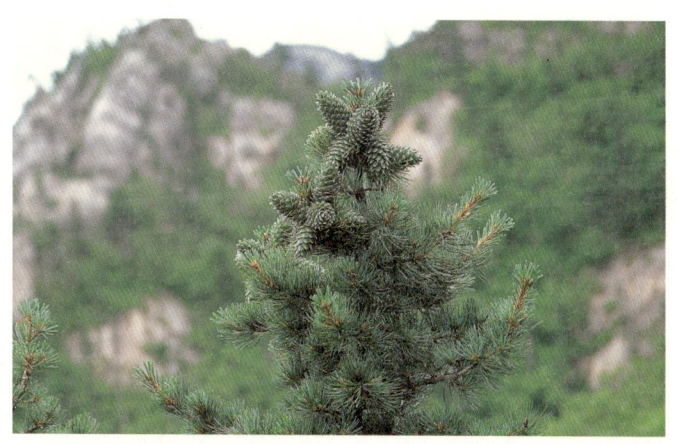

잣나무 또한 재난 시 훌륭한 구황식물이자 약이 될 수 있다.

신경통

잣나무 어린 가지 열 근을 한 치(3cm) 길이로 썰어 술 열다섯 근에 한 달 동안 담근 뒤 술잔으로 한두 잔씩 먹으면 효력이 크다.

모유 부족

산모가 젖이 모자랄 때는 푸른 잣송이 한 개를 짓찧어 물 두 사발을 붓고 달인다. 물이 100~150ml로 줄어들 때까지 달여서 따뜻하게 데워서 마신다. 잣송이 한 개 달인 것을 한 번에 먹으며 하루 세 번 먹는다.

• **도라지**

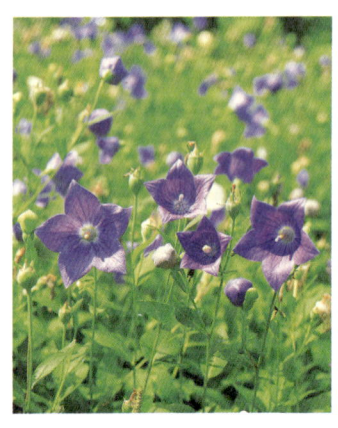 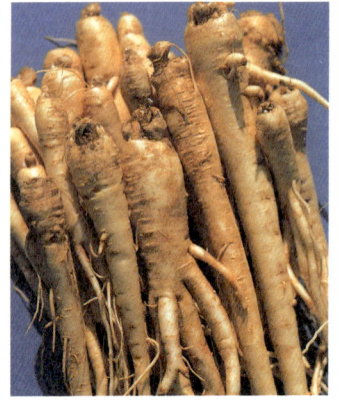

봄에 속잎이 나와 여름이 지나면 꽃을 피우고 열매를 맺는다. 나무를 날카롭게 깎아 도라지를 캔 다음 껍질을 벗겨 물에 담가 쓴맛을 우려낸 후 소금간을 해 볶아먹거나 양념을 해서 무쳐 먹기도 한다. 또는 바짝 말린 후 가루를 내어 밥에 섞어 먹는다. 도라지는 민간의학에서 거담, 진해 등의 질병에 많이 쓰이고, 소염제로도 쓰인다.

• **칡**

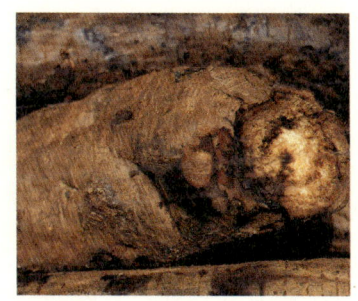

칡은 오래전부터 구황작물로 식용되었다. 한방에서는 뿌리를 갈근이라는 약재로 쓰는데 발한, 해열 등의 효과가 있다. 뿌리의 녹말은 갈분이라 하며 녹두 가루와 섞어서 갈분 국수를 만들어 식용하였고 뿌리를 삶은 물은 칡차로 이용한다.

• 큰꽃으아리, 으아리, 사위질빵

미나리아재비과 식물은 전 세계에 널리 분포되어 있다. 한국에서는 꿩의다리, 미나리아재비, 큰 꽃으아리, 으아리, 사위질빵, 할미꽃, 바람꽃 등 21속 106종이 서식하는데 추위 속에서 심한 굶주림에 처했을 때 잠시 먹으면 도움이 많이 된다. 또한 허리와 무릎이 시리고 아픈것, 관절염 등에 특효이다.

※ 약간의 독이 있으므로 유의해야 하며 과량복용이나 장기복용은 금한다.

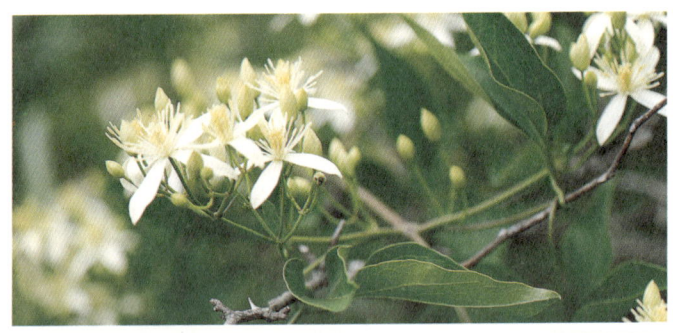

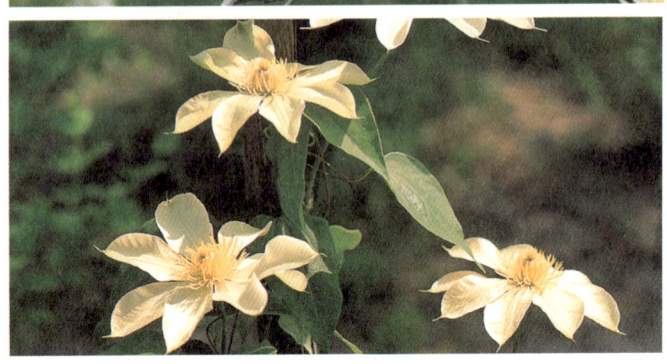

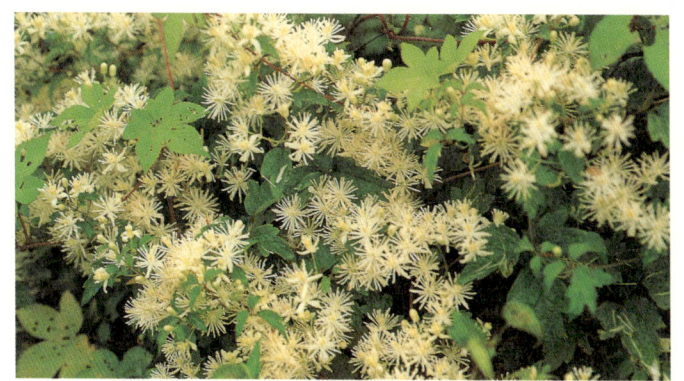

〈순서대로 으아리, 큰꽃으아리, 사위질빵〉

TIP_ 기타 다양한 구황식물들

• **더덕뿌리** (약재명 : 양유, 사삼)

껍질을 벗겨 양념장을 발라 볶거나 구워먹으며 때론 삶아 말린 후 가루를 내어 밥에 섞어 먹기도 하였다.

• **고사리**

4~5월에 야산에 피어 있는 고사리를 끓는 물에 데쳐서 무친 다음 밥반찬으로 먹거나 말려 보관한다.

• **취나물**

곰취와는 달리 잎이 넓지 않고 약간 갸름하다. 깨끗이 씻어 쌈을 싸서 먹거나 말려서 나물로 무쳐 반찬을 해먹는 데 쓴다.

- **미역취**

취나물보다 잎이 더 갸름하다. 낮은 산에도 많으며, 주로 말려서 반찬을 해먹는 데 쓴다.

- **참나물**

높고 깊은 산의 습지에서 잘 자라는 식물로 주로 소만小滿이나 망종芒種에 손으로 뜯는다. 깨끗하게 씻어 끓는 물에 데친 후 무쳐서 반찬으로 먹는다.

- **두릅**

4월 초에 어린 순을 채취해 끓는 물에 데친 후 고추장에 찍어 밥반찬으로 먹거나 무쳐서 먹는다.

- **고들빼기**

봄에서 가을까지 묵은 밭에서 채취하는 식물로 '씀바귀'라고도 한다. 주로 무쳐서 밥반찬으로 해먹거나 가을 김장철에는 고들빼기 김치를 담근다.

- **달래**

봄에 밭에 자라는 것을 호미로 캔다. 주로 깨끗하게 씻은 후 초고추장에 살짝 무쳐서 반찬을 해먹는다.

- **버섯**

습지의 나무에 기생하는 표고버섯이나 느타리버섯 등을 따다가 물에 불린 후 깨끗하게 씻어서 삶아 밥반찬을 해먹거나 죽을 쑤어 먹는다.

극심한 굶주림을 견디는 법

굶주려서 거의 죽게 되었을 경우 편하게 입을 다물고 혀로 위아래의 이를 핥아 침을 모아서 삼키기를 하루 360번만 하면 이내 좋아진다. 이 방법에 점차 익숙해져 천 번 정도 하게 되면 자연히 배고픈 것이 좀 없어지며 3~5일이 지나면 피곤하던 것도 점차 줄어든다. 이 시기를 지나면 몸이 가벼워지고 힘이 강해지는 감을 느끼게 된다. _동의보감

| 침 모아 삼키기 |

❶ 편안한 자세에서 마음을 안정시키고 혀를 입천장이나 위 잇몸 밖에 붙인다.
❷ 상하좌우로 턱과 혀를 돌리면서 침이 입안에 가득 고이게 한다.
❸ 입에 침이 가득 고이면 세 번 나누어 삼킨다.
❹ 아침과 저녁에 매번 9번씩 삼키면 더욱 좋다.

침 모아 삼키기는 동양에서는 이미 오래 전부터 중시되어 온 건강법이다. 혀로 입천장을 핥고 침을 삼킴으로써 인체의 가장 기본이 되는 경락인 임맥과 독맥을 원활하게 하기 위함으로 보인다. 침은 해독 및 항암 작용이 있을 뿐 아니라 의식적

으로 침을 자주 삼키면 오장육부의 기능이 개선돼 병을 없애고 장수할 수 있다고 한다. 그래서 침을 아무렇게나 뱉는 것은 인체의 진액을 상하게 할 수 있는 것이다. 침을 연구하는 학자들의 보고에 의하면 발암물질인 아질산 화합물과 황색효소(플라빈 효소), 벤조피렌, 알킬화제, 기름 연기, 고기 연소물 등에 침을 적용시키면 세포에 대한 변이성이 30초 내에 완전히 없어진다고 한다. 또한 화학적으로 합성한 식료품과 식료품 첨가제의 독성에 대한 해독작용이 뚜렷하다는 것이 증명됐다고 한다.

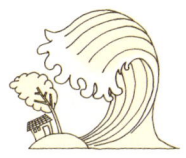

9

물 부족과 오염 시 생존법

물 부족 시 대처법

식물에서 물을 얻는 법

❶ 고로쇠나무, 자작나무 등의 기둥에 높이 1m 되는 지점에서 깊이 1~2cm 구멍을 뚫고 대롱이나 잎사귀를 꽂아두면 수액을 받을 수 있다.

❷ 식물의 잎이나 줄기 뿌리를 씹으면 약간의 수분을 공급받을 수 있다.

❸ 물이 많이 오염되어 먹을 수 없다면 대기 중 수증기가 맺히는 새벽에 나뭇잎이나 풀에 내리는 이슬을 모은다. 깨끗한 천을 널어두어 새벽이슬에 젖게 하는 방법도 있다.

빗물을 이용하는 법

1983년 11월 아즈반도 미야케 섬에서 오야마 산이 분화해 이 섬 아고지구의 많은 집들이 흘러내려온 용암에 묻혀버리고 섬 대부분의 지역에 공급되던 수도도 심하게 타격을 받아 한 달 가까이 수돗물이 끊겼다. 하지만 미야케 섬 주민들은 집집마다 설치된 빗물 탱크에 저장된 물로 생존할 수 있었다. 이 섬의 수돗물은 염분과 경도가 높고 맛이 없어서 예로부터 빗물을 받아 사용했기 때문이다.

빗물을 받아 사용하는 것은 비교적 안전한 방법이다. 빗물을 마실 수 있냐고 생각하는 사람들이 있겠지만(방사능 오염 같은 큰 문제가 없다면) 빗물을 받아 하루 정도 두면 중성이 되어 음용이 가능하고 훌륭한 수자원이 될 수 있다. 마을이나 거점 지역에 빗물을 모으는 시설을 설치해 두면 지진이나 가뭄, 홍

수 등 재난에 대비한 방재 용수를 확보하고 공동체의 연대의식 또한 기를 수 있다.

가정에서 빗물을 받아 생활용수로 쓰기 위해서는 빗물을 받을 수 있는 집수면과 빗물 저장 탱크 또 집수면과 탱크를 연결시키는 호스가 필요하다. 빗물 저장 설비는 미리 준비해 두어야 하는데 재난이 닥치면 교통이나 재료 부족 등으로 구하기 어려워질 수 있기 때문이다.

> **TIP_ 빗물 탱크의 조건**
> ① 물이 새지 않아야 한다.
> ② 탱크 재질이 빗물에 녹지 말아야 하며 이끼가 생기지 않도록 햇빛을 차단할 수 있어야 한다.
> ③ 뚜껑이 달려 있어 증발이나 먼지 등이 섞이지 않도록 해야 하고 구조가 청소하기에 알맞아야 한다.

| 빗물 이용 시설이 설치된 모습 |

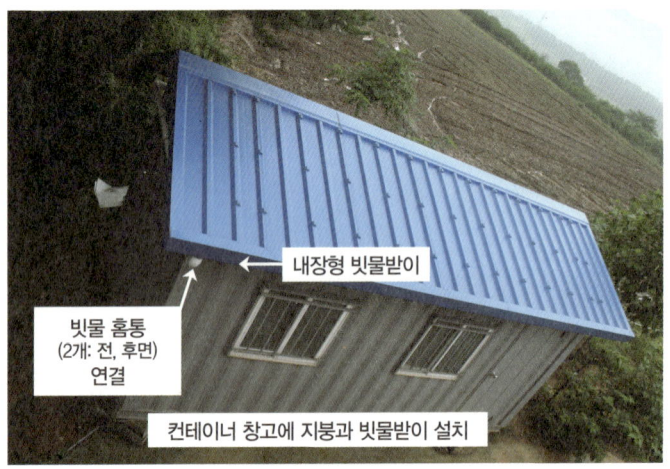

※ 집수면이 지저분해지면 빗물도 지저분해지므로 언제나 집수면을 깨끗하게 유지할 필요가 있다. 지붕에 오염물질이 쌓이거나 비둘기, 고양이들이 살지 않도록 하고 저장한 빗물로 청소하는 등 집수면을 깨끗이 관리하면 깨끗한 빗물을 모을 수 있다.

비가 내리기 시작한 첫 15분간은 대기 중 오염 물질을 같이 씻어 내리므로 받지 말고 그 후부터 빗물을 받아 모은다. 빗물을 받아 하루 정도 두는 것만으로도 이물질이 침전되어 정화되는 효과가 있으니 하루 지나서 사용하도록 한다.

만약 대기가 황사, 화산재 등으로 오염되어 있다면 식수로 사용하기는 어려워도 생활용수나 농업에는 사용이 가능하다.

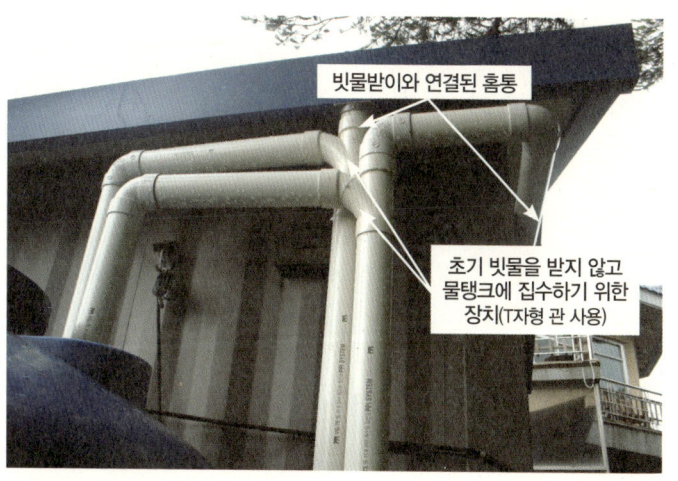

낙엽과 쓰레기, 모래 등이 지붕 배수관이나 홈통에 모이면 빗물도 더러워지고 배출구를 막아 빗물이 새는 원인이 된다. 지붕이나 옥상을 자주 청소하는 것은 쉽지 않으므로 홈통에 그물망을 붙여 빗물이 미세한 물질과 함께 흘러가지 않게 할 필요가 있다. 그런 다음 맑은 날씨가 계속될 때나 강풍이 분 뒤 집수면을 함께 청소하면 된다. 낙엽이 많은 가을에는 청소를 자주하는 것이 좋다. (그물망은 너무 촘촘하지 않고 녹슬지 않는 재료로 쉽게 분리할 수 있는 것이 좋다.)

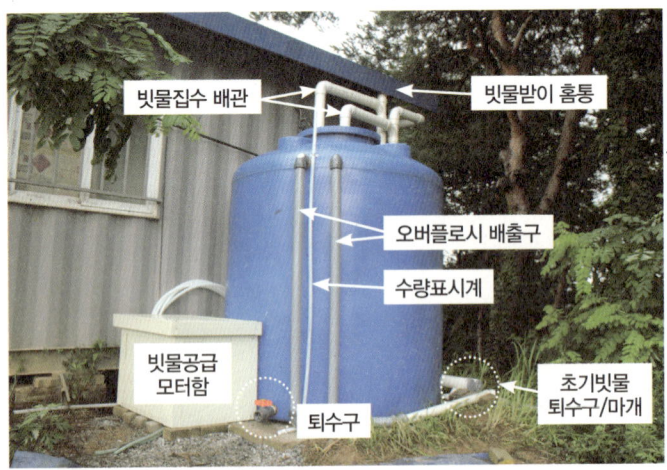

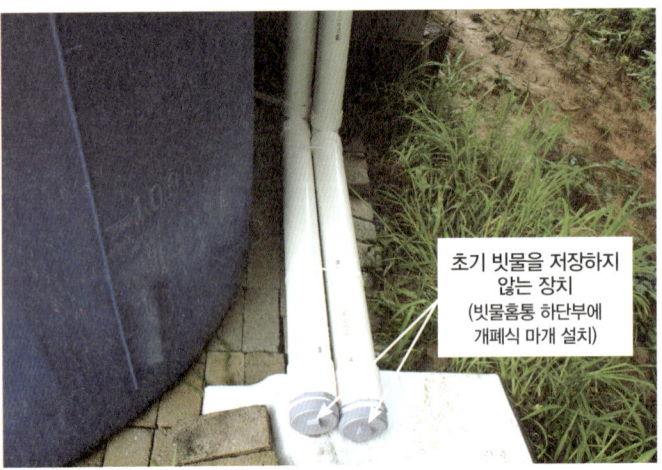

비가 내리기 시작할 때 빗물이 흘러들어가는 파이프를 수직 홈통이나 빗물탱크에 연결시키지 않고 잠깐 동안 들고 있거나 초기 빗물을 흐르도록 하는 개폐식 통로를 마련하는 등의 방법으로 초기 빗물을 제거할 수 있다.

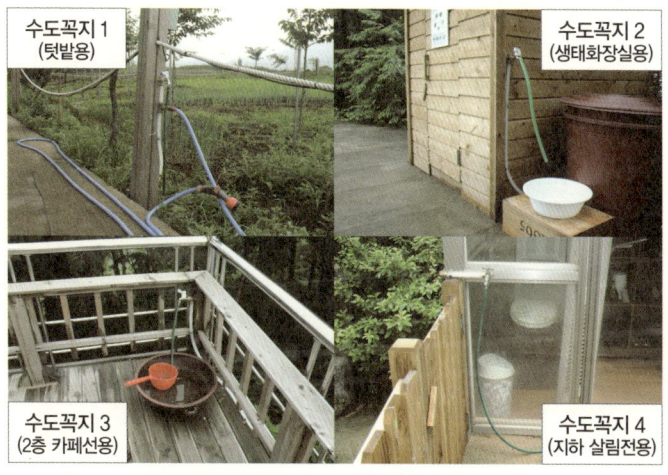

※ 사진 출처 : 강릉 선 뮤지엄 http://blog.daum.net/rakyeon12

바닷물을 이용하는 법

바닷물의 경우는 그대로 먹으면 몸의 염분 균형을 깨뜨려 갈증이 나고 몸에 해로울 수 있다. 이러한 바닷물의 경우는 증발법이나 역삼투법 방식으로 증류하여 먹을 수 있는데 가정에서 손쉽게 할 수 있는 방법은 증발법이다.

| 증발법 |

해수를 담수화시키는 가장 오래된 방법으로 90~120°C로 가열해 증발시켜 그 수증기를 응축해서 담수를 만드는 것으로 순수한 증류수를 얻을 수 있다.

> **TIP**
>
> ### 휴대용 정수 필터 준비하기
>
> 단수나 상수원이 오염될 경우를 대비해 휴대용 필터를 준비해 두는 것이 좋다.
> 휴대용 정수 필터는 휴대가 용이하도록 부피가 작고 오염이 심한 물도 정수가 가능하며 해수 담수화 기능도 있는 것을 추천한다.
>
> ### 눈이나 얼음을 먹을 때 주의점
>
> 눈과 얼음으로 수분을 섭취할 때는 그냥 먹어서는 안 되고 녹여서 끓이는 과정을 거치도록 한다.

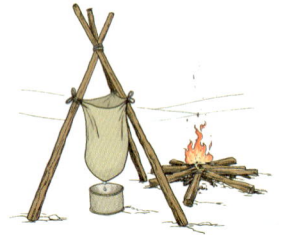

간단한 물 정화법

저온 살균법

물을 끓여 소독하는 방법은 가장 확실하고 간단한 물 소독 방법이다. 흔히 많은 사람들이 물을 소독하려면 오랫동안 팔팔 끓여야 되는 것으로 알고 있는데 이는 잘못된 상식이다. 물에 존재하는 유해 세균을 제거하기 위해서는 65°C 이상의 온도만 되어도 가능하다고 한다. 물은 한번 끓어오르기만 하면 되며 불을 끄고 식히는 동안 남아있는 열로 살균, 소독되는 효과를 충분히 기대할 수 있다.

수생식물들을 이용하는 방법

많은 수생식물들이 물을 정화하는 기능을 가지고 있다. 고마리, 창포, 부레옥잠, 미나리 등의 식물은 물을 정화시킬 수 있는 식물들이므로 이들을 이용해 물을 정화하여 식수나 농업용수 등으로 쓰는 것은 좋은 방법이다.
(단, 식물은 생장환경에 제약이 있어 이용에 제한이 있을 수 있다)

미생물을 이용하는 방법

EM 같은 미생물을 물속에 직접 살포하는 방법도 있다. EM과 황토 흙을 버무린 흙공을 만들어서 하천 바닥에 넣어주면 하천 바닥에 쌓이는 오염물질(퇴적 오니층)을 효과적으로 분해하는 효과를 볼 수 있다.

| EM이란 |

EM은 Effective microorganism의 머리글자를 딴 약자로서 유용한 미생물들이란 뜻이다. 일반적으로 효모, 유산균, 누룩균, 광합성 세균, 방선균 등 80여 종의 미생물이 들어 있어 악취 제거, 수질 정화, 금속과 식품의 산화 방지, 남은 음식물 발효 등에 탁월한 효과가 있다.

| EM의 효과 |

물을 정화시키고 토양을 회복시키며 악취를 제거해 준다.

TIP_ EM 발효액 만들기

준비물

❶ 물 1L + 밀가루 1티스푼(밀가루를 섞은 물 대신 쌀뜨물을 사용해도 된다)

❷ 당밀 2티스푼 혹은 설탕 2티스푼

❸ EM 원액(생협이나 인터넷에서 구입할 수 있다)

- 설탕이나 밀가루를 섞은 물 혹은 쌀뜨물이 미생물의 먹이가 되도록 ❶, ❷를 섞은 후 EM 원액을 약 20ml 넣어주고 밀봉하여 따뜻하고 그늘진 곳에 15일가량 두면 발효액을 만들 수 있다.
- 발효액 만드는 과정에서 천일염(천일염이 없다면 굳이 넣지 않아도 된다)을 1/5 티스푼 정도로 약간 넣어주되 EM 원액과 소금이 직접 닿지 않도록 주의한다.
- 발효 과정에서 페트병이 가스로 부풀어 오르게 되는데 이때 뚜껑을 열어 가스를 배출시키고 다시 밀봉해 두면 된다. 냄새가 약간 시큼하고 향긋하게 되면 잘 발효된 것이다.

주의

- 뚜껑을 너무 자주 열어 가스를 방출시키면 안 된다. 페트병이 아주 빵빵해지면 뚜껑을 천천히 열어 가스를 방출시킨다.
- 희석한 발효액은 2~3일 내에 모두 사용해야 한다. 안 좋은 냄새가 난다고 생각되면 잘 발효된 쌀뜨물 발효액과 함께 배수구에 흘려버린다.

발효액 성공 포인트

- 당밀(또는 설탕)과 EM 원액은 많이 넣는 것이 발효되기 쉬우며 당밀이나 설탕은 흔들어 녹여 주어야 한다.
- 겨울에는 따뜻한 물(약 35℃ 정도)에 발효액이나 활성액을 만들고 따뜻한 곳에서 발효시킨다.
- 쌀뜨물 대신에 쌀겨를 우려낸 물도 된다. (설탕은 흑설탕, 황설탕, 백설탕 모두 사용 가능)
- 위 재료를 배합하여 따뜻한(20℃~40℃) 곳에서 일주일을 밀폐하여 둔다.
- 냄새가 시큼하고(막걸리 냄새와 비슷) 향긋하게 되면 완성된 것이다.(악취가 나면 실패)
- 개봉하면 될 수 있는 대로 빨리 쓴다. (밀폐하면 장기 보관 가능) 밑에 가라앉은 찌꺼기도 효과가 있다. 쌀뜨물 발효액의 효력(유효기간)의 판단은 시큼하고 막걸리 냄새와 비슷한 냄새가 나면 된다.
- 향 또는 질을 높이기 위해서 쑥, 허브, 인삼, 녹차, 고추 등을 첨가할 수 있다. 병충해 방지 효과를 높이기 위해서는 술, 식초, 마늘 등을 소량 첨가할 수 있다.

EM 원액의 보관과 사용

❶ 자주 뚜껑을 열고 닫아야 하는 경우(30회 이상)는 변질될 수 있으므로 작은 용기(약 200ml의 크기)에 나누어서 사용

하는 것이 좋다.

❷ 냉장고에는 보관하지 말고 온도가 적당한 곳(15℃~40℃, EM 활성액과 쌀뜨물 발효액도 동일함)에 두고 사용한다. 장기간 냉장보관 하였을 경우는 그 활성이 급감하여 효과가 떨어진다.

| EM 발효액의 활용 |

- **음식 냄새** : 100~500배 희석액을 뿌려주면 여러 가지 음식 냄새가 사라진다.
- **설거지** : 발효액을 10배 정도 희석하여 설거지 할 그릇을 푹 담그고 1~2시간이 지난 다음 씻으면 식기에 대장균과 일반 세균이 현저히 감소한다.
- **도마** : 대장균과 일반 세균들이 득실거리는 도마에 100~500배로 희석한 발효액을 뿌려주면 도마에 붙어 있는 균들이 사라진다.
- **행주** : 100~500배로 희석한 발효액에 행주를 담가두면 삶지 않아도 깨끗해지며 마른 후에 냄새가 나지 않는다. 여기에 현미 식초와 소주를 쌀뜨물 발효액과 같은 비율로 혼합하면 효과가 더욱 좋다.
- **세탁 시** : 발효액을 발라 10분 정도 두었다가 세탁하면 효과

가 좋다.
- **머리를 감을 때 :** 일반 샴푸와 발효액을 4 : 1로 혼합하여 사용하면 좋다.
- **머리를 헹굴 때 :** 발효액은 린스 효과 및 보습 효과가 뛰어나 머릿결이 부드러워지고 비듬도 사라진다. 린스 대신에 발효액을 10~100배 희석하여 사용하면 좋다.
- **변기 청소 :** 발효액을 흘려보내면 요석(노란 때) 생성이 억제되고 청소가 간편해지며 악취 억제의 효과를 가져 온다. 변기에는 500배 희석액을 뿌려준다.

휴대용 정수기 만들기

페트병에 밑에서부터 작은 자갈-모래-숯(혹은 갈탄)-모래-굵은 자갈 순서로 충전시키면(최소 20~30cm 이상 채움) 휴대용 정수 필터로 사용할 수 있다.

모래가 비교적 고와야 하고 페트병 안의 재료들을 깨끗이 씻어 사용해야 하는 단점이 있다. 그러나 이러한 간이 정수기에 들어가는 숯이나 갈탄은 순간 흡착력이 좋은 물질이므로 이물을 제거하는 데 훌륭한 역할을 해준다.

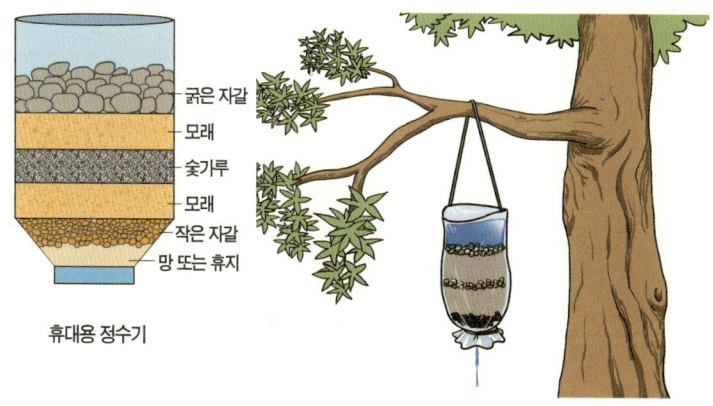

휴대용 정수기

강이 인근에 있을 경우 급히 물을 정화하는 방법으로 모래와 숯을 넣은 양말에 물을 걸러 정수한 다음 끓여 마실 수 있다.

화학적 살균법

현재 가장 쉽게 사용할 수 있는 방법으로는 염소를 이용한 방법을 들 수 있다. 아염소산나트륨($NaClO_2$) 용액과 차아염소산칼슘($Ca(OCl)_2$) 파우더로 화학적 살균을 할 수 있다. (화학적 살균법은 MMS 부분을 참조할 것)

MMS란?

MMS란 miracle mineral solution의 약자로서 기적의 미네랄 용액이라는 뜻이다. 짐 험블이라는 미국의 한 과학자가 정글 지역에서 지내는 동안 아염소산나트륨 용액이 민간요법으로 말라리아 치료에 쓰이는 것을 발견하였다. 이후 그 임상 효과에 놀라 이를 MMS1이라 이름 붙여 세상에 소개했다.

아염소산나트륨 용액은 1944년부터 뉴욕의 수도 사업부에서 수돗물에 포함된 페놀을 제거하기 위해 사용한 수질정화제인데 현재 많은 사람들이 다수의 감염병에 적용하여 치료제처럼 사용하고 있다.

MMS1은 특유의 역한 락스 냄새 때문에 복용하기 어려운 점이 있어 이후 짐 험블은 캡슐에 넣어 복용할 수 있는 차아염소산칼슘 파우더를 세상에 소개하고 이를 MMS2라고 이름 붙였다.

MMS1 용액 제조방법

❶ 아염소산 나트륨 80% 파우더 42.7g과 증류수 109.8g을 섞으면 약 125ml 용액이 된다.

❷ 이때 증류수의 온도는 30°C가량 되어야 아염소산 나트륨이 잘 녹을 수 있다.

❸ 증류수를 직접 가열하지 않고 중탕 가열하여 아염소산나트륨 분말을 녹인다.

분말과 증류수의 양은 다음과 같이 다양하게 섞을 수 있다.

80% 아염소산소다분말	증류수	MMS 무게	MMS 부피
17.08 grams (mod. 16.5g)	43.92 grams (mod. 42.5g)	61 grams (mod. 59 g)	50 ml
34.1 grams (mod. 33 g)	87.9 grams (mod. 85 g)	122 grams (mod. 118 g)	100 ml
42.7 grams	109.8 grams	152.5 grams	125 ml
85.4 grams	219.6 grams	305 grams	250 ml
170.8 grams	439.2 grams	610 grams	500 ml
341.6 grams	878.4 grams	1220 grams	1 L

• MMS1 용액은 산에 반응시켜 사용해야 활성화된다. 보통 50% 구연산과 반응시킨다.

50% 구연산 솔루션 만들기

구연산 솔루션은 쉽게 만들 수 있고 비용도 저렴하다. 가루 형태로 된 구연산을 구입하고 증류수(증류수가 없다면 생수)를 준비하도록 한다. 그리고 구연산과 물을 1:1의 비율로 동량(ex. 50mg에 물 50ml)을 섞는다. 이렇게 섞은 구연산 솔루션이 MMS 촉매제 역할을 하게 된다.

| MMS1 복용법 |

50% 구연산 용액 방울 수와 MMS 방울 수를 1:1의 비율로 섞은 후 20초 대기한다. 20초 후에 색이 노랗게 변하면서 역한 냄새가 나기 시작하면 물이나 포도주스를 부어 MMS를 단숨에 마신다. 입안에 잠깐 물고 있다가 넘기면 치아 관리에도 효과가 있다. (초보자들은 일반적으로 1방울로 시작해 1방울씩 늘려간다. 몸 상태가 매우 좋지 않은 환자는 이보다도 적은 1/2 방울로 시작하여 1일 12방울을 섭취할 수 있을 때까지 진행하는 것이 좋다)

| MMS2 복용법 |

차아염소산칼슘($Ca(OCl)_2$) 가루를 캡슐에 넣어 복용한다. 다량의 물과 같이 복용하여야 부작용이 없다. 보통 100mg이나 200mg부터 복용한다. 최대 용량은 300mg으로 한다.

| MMS1, 2를 함께 복용하는 방법 |

복용법1 : 가벼운 증상일 때

- MMS1을 부작용이 없는 최대한도의 방울 수를 매시간 음용하여 8차례 즉, 하루에 8번 음용한다. (부작용 없는 최대한도의 방울 수는 3방울 이내이다)

복용법2 : 생명의 위협이 되는 병에 적용 (예: 치명적인 급성 전염병)

- MMS1을 4방울부터 10방울 사이 부작용이 없는 최대한도의 방울 수를 하루 10시간 동안 매시간 음용한다. (처음 시작할 때는 몸이 허용하는 대로 1~2방울부터 시작하여 구토, 설사 등이 없을 때 점차 증가시켜 나간다)
- 이와 더불어 MMS2를 캡슐에 넣어 매 2시간마다 복용한다. (하루에 5회)
- MMS2는 MMS1을 복용한 30분 후에 복용한다.
- 처음에는 100mg을 복용하며 양을 서서히 늘려나가되 1회에 복용할 수 있는 최대 용량은 300mg이다.

| MMS를 사용하는 기본적인 원칙 |

- 식후 30분 후에 복용한다.
- MMS2의 경우 충분한 물(두 컵 정도)과 함께 복용한다.

- MMS를 복용하는 동안은 비타민C, E, 콜라, 사이다 등 탄산음료와 초콜릿, 커피, 알코올 등을 먹지 말아야 한다.
- 다른 약을 복용 중이면 약을 최대한 겹치지 않는 시간에 복용한다.
- MMS1이 역하여 마시기 어려울 때는 캡슐에 담아 먹거나 물 대신 포도주스를 혼합하여 마신다. (비타민C가 첨가되지 않은 주스를 사용)
- 주사기를 이용한 MMS 투약은 하지 않도록 한다.
- 음용하는 중에 구토, 설사, 멀미, 두통 등의 증상이 있을 때에는 MMS 복용을 중단하지 말고 부작용이 없어질 때까지 한 방울씩 줄이며 나아지면 다시 올리도록 한다. 구토, 설사가 없으려면 적은 방울 수부터 서서히 늘려 복용하고 한꺼번에 많은 양을 복용하지 않는다.

| 말라리아나 댕기열에 걸렸을 때 MMS 복용법 |

성인

12방울의 MMS1 용액을 같은 방울 수의 50% 구연산으로 20초간 활성화시킨 후 반 컵의 물 혹은 허용되는 주스로 희석하여 복용하고 1시간 후 다시 한 번 같은 용량으로 복용한다.

어린이

어린이는 몸무게 25파운드(13.5kg) 당 1방울 용액을 기준으로 복용시킨다. 하루 8시간 동안 매시간 음용시키되 역시 시작은 1방울부터 부드럽게 진행한다. 10시간 지속하게 될 경우 혹시 잠을 자고 있다면 일부러 깨워서 복용시킬 필요는 없다.

| MMS 외용법 |

피부에 스프레이 하는 법(피부에 생긴 상처 또는 질환)

스프레이 용액은 MMS1과 구연산 50%를 20초간 활성 반응시킨 후 물 30ml를 부어 사용한다. 스프레이 용액은 약 2주 정도 효과를 유지한다. 그 용액의 색깔이 노란색인 동안은 유효하며 그 색이 무색으로 변하면 효과가 없는 것이다.

양치법

반 컵의 물에 6방울의 MMS1을 활성화시켜 사용한다. 칫솔을 그 용액에 담가 양치를 한다. 하루에 2~3차례 하면 구강의 건강이 좋아진다. 풍치, 구취에도 효과가 있다.

치주염

MMS 10방울을 50% 구연산 10방울로 활성화시켜 15분간 물고 있다가 뱉으면 염증을 가라앉히는 효과가 있다.

| MMS로 물 정화하기 |

- 1갤런(3.78L)의 물에 아염소산나트륨($NaClO_2$)과 구연산을 반응시켜 1방울을 떨어뜨리고 1시간 기다리면 사용이 가능하다.
- 아염소산나트륨 용액($NaClO_2$)만 사용 시는 24시간 기다리면 소독된다.
- 50갤런이 들어가는 1드럼의 물은 50방울을 사용한다.
- 차아염소산칼슘($Ca(OCl)_2$) 파우더 1g으로 137L의 물을 소독할 수 있다.

※ MMS를 질병치료제로 사용하는 경우는 공인되지 않은 방법(FDA승인을 받아 미국에서 시판되다가 여성 환자 한 명이 복용 후 심한 설사와 구토로 사망하자 2010년 9월 FDA 승인이 취소)이나 많은 수의 사람들이 치료 효과를 경험하고 있다고 한다. 감염병에 광범위하게 시도해 볼 수 있으며 용량을 과도하게 사용할 경우 설사, 구토의 위험이 있으므로 매우 유의해야 한다.

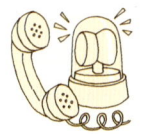

10
우주선 유입에서 살아남는 법

광자대

| 광자대란? |

광자대*는 우주의 모든 별과 성단의 중심에서 나오는 빛에너지의 장으로서 고차원의 우주인들과 대화를 통해 알려진 것

● 지구에 지구를 둘러싼 에너지 벨트로 자기장이 있는 것처럼 우주에는 각 성단마다 성단을 둘러싼 에너지 벨트로 광자대(포톤벨트)가 있다. 광자는 빛에너지로서 두 종류가 있다. 하나는 물질세계를 이루는 빛인 적외선, 가시광선, 자외선, 전자파와 우주선 등의 전자기파이며 또 다른 것은 비물질계인 생체와 정신계를 구성하는 정신 에너지파이다.

이다. 우주인들에 의하면 현재 지구의 과학으로는 파악이 되지 않지만 광자대는 분명히 존재하고 있으며 지구와 태양계는 외부의 성단(플레이아데스)과 은하계의 중심에서 나오는 광자대에 이미 들어와 있어 곧 본대(고밀도 에너지 영역)로 진입을 할 예정이라고 한다.

지구가 광자대 본대로 들어가게 되면 고에너지의 광자 에너지를 받게 되면서 현재의 3차원의 학습별에서 5차원의 진화된 별로 차원이 상승하게 된다고 한다. 그렇게 되면 지구는 물론 지구에 사는 모든 생명체들이 질적으로 변화한다. 마치 전자레인지에 음식을 넣어 가열하면 전자파 에너지를 받아 물질의 상태가 바뀌는 것처럼 광자대에 들어가면 강력한 에너지인 광자를 받아 지구를 구성하고 있는 물질의 원자와 모든 세포가 광자와 공명을 일으켜 진동수가 변화하게 되는 것이다. 이에 따라 생명체는 DNA가 바뀌고 구조가 변화하면서 질적으로 진화한 생명체로 변화하게 된다.

| 광자대가 인체에 미치는 영향 |

광자대는 그 영향이 너무도 광범위하기에 사람에게뿐 아니라 동식물 심지어 바이러스에까지도 영향을 준다. 현재도 광자대 영역에 이미 들어와 있는 상태로서 최근 신종 바이러스 출현이나 바이러스의 변종이 점점 늘어가고 있는 것 역시 광자대의 영향이 크다고 할 수 있다. 요즈음 들어 암 발생률이 높아지거나 정신질환자들이 많아지는 것도, 부쩍 많은 사람들이 심신의 피로를 느끼는 것까지도 모두 광자대의 영향이 어느 정도 작용했다고 볼 수 있다.

광자대로 인해 생명체가 변화하는 과정은 단계적으로 일어나게 된다. 세포의 DNA가 우선적으로 바뀌고 이후 몸의 장기(오장육부)의 위치나 형태가 조금씩 바뀌면서 새로운 생명체로 변하게 되는 것이다. 즉, 광자대에 진입 시 한 번에 바뀌는 것이 아니라 어느 정도 시간을 두고 점진적으로 인체가 적응하면서 변화될 것으로 예상되고 있다.

광자대가 인체에 미치는 특징 중의 하나는 조직의 기능이 저하되어 생기는 질환보다는 염증성 질환을 더욱 많이 유발하는 것이다. 암은 광자대로 인해 발생률이 높아지는 대표적인 질환 중의 하나로서 에너지 순환이 특정 부위에서 막혀 순환이 되지 않으면서 염증이 유발되는데 이것이 악화되면서 세포가 집단적으로 변이를 일으키게 되면 암이 발생된다. 만약 조혈기관에 문제가 생기게 되면 백혈병이 발병하고 신장에 문제가 생기면 신부전증, 뇌에 문제가 생기면 뇌종양 등 부위에 따라 다른 형태로 질병을 일으키게 되는 것이다.

또한 광자대로부터 나오는 에너지를 받게 되면 생명체는 몸과 정신에 낀 불순물을 제거하는 일종의 정화작용이 일어나게 된다. 이에 따라 세포와 정신이 가벼워지는 현상이 일어나게 되는데 만약에 가벼워지지 않을 경우는 오히려 심신에 문제가 유발될 수 있다. 즉, 몸과 정신의 불균형이 심한 경우 에너지 유통이 안 되면서 불순물이 많이 끼게 되는데 여기에 광자대의 영향을 받게 되면 갑자기 불순물이 빠지게 되면서 신체가 급격한 변화를 적응하지 못해 매우 큰 고통을 받게 되는 것이다.

아무리 건강한 사람도 몸과 정신에 완벽한 균형을 유지하기가 어렵고 이에 따라 광자대에 들어가게 되면 신체가 적응하는 과정에서 고통을 느낄 수 있다. 따라서 광자대의 영향으로부터 효과적으로 대처하기 위해서는 우리 몸과 정신의 불균형을 조속히 균형 상태로 바꾸어 몸과 마음에 불순물이 끼지 않도록 해야 한다.

특히 광자대에 들어가게 되면 마음의 작용이 매우 중요하다. 가령 신체에 병이 발병하더라도 마음을 잘 비워 부담을 없애고 마음을 가볍게 한다면 신체의 면역력을 키울 수 있어 병에서 회복될 수 있는 것이다. 만일 신체의 병과 더불어 마음이 이를 조절하지 못하게 되면 광자대 환경에서는 신체와 정신의 갈등이 심화되고 이에 따라 병이 빠르게 악화될 것이다.

그러므로 광자대를 준비하기 위해서는 몸과 마음을 가볍게 하는 것이 중요하며 이를 위해 신체적인 균형을 유지하고 마음의 균형을 회복하는 것이 중요하다. 몸을 정화할 수만 있다면 광자대의 영향을 받아 오히려 빠르게 질병을 극복할 수도 있다.
광자대를 통과하기 위해서 가장 중요한 것은 3차원 세계에서 살면서 지녀왔던 속성들 예를 들어 물질에 집착하는 마음이나 이기주의를 버려야 한다는 것이다. 즉 생명을 존중하는 마음으로 자신을 사랑하고 이웃을 사랑하고 자연을 사랑하는 생활로 전환하여야 하며 이를 위해 물질을 비우고 나누는 마음을 가지고 겉과 속이 일치되는 양심적인 생활로 전환이 요구된다. 또한 몸에 축적된 불순물을 제거하고 균형을 회복하기 위해 적절한 교정 운동과 깊은 호흡 그리고 채식 위주의 식사를 생활화해야 한다.

광자대에 대비하는 방법

- 단전으로 하는 깊은 호흡을 익히고 생활화한다.
- 신체의 불균형을 교정하기 위한 운동과 뇌의 불균형을 교정하기 위한 뇌파 훈련, 자신의 체질에 맞는 체질식을 한다.
- 오염된 환경과 음식을 멀리하고 가급적이면 채식을 생활화한다.
- 단기간에 몸의 탁기를 제거하는 방법으로는 수소가 함유된 식품*을 먹으면 도움을 받을 수가 있다.

참고 1. 단전호흡 방법 및 효과

광자대 에너지를 받으면 인체의 내부 생체에너지의 유통 경로인 경락*에 교란이 일어나게 되어 신체가 혼란을 겪게 된다. 이때에 생체에너지의 흐름을 조절할 수 있다면 빠른 시간 내에 균형을 회복할 수 있는데 가장 좋은 방법이 우리 몸 중심의

- 관련사이트 www.arui.co.kr
- 인체에는 장부(臟腑:오장육부)가 있는데 그 기능이 서로 조화되면 건강하지만 조화가 깨지면 병에 걸려 여러 가지 증세가 나타난다. 이 장부의 기능을 항상 조절하는 에너지 순환계(기운이 흐른다)가 있는데 이것을 경락이라고 한다.

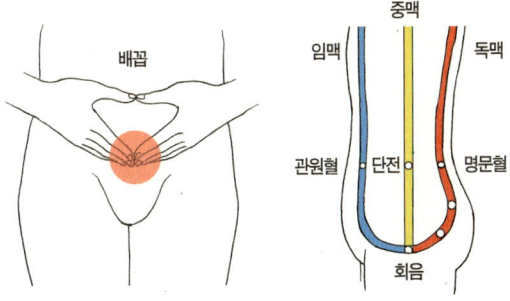

생체에너지를 저장하고 조절하는 단전을 활용한 호흡법이다. 깊고 천천히 단전호흡을 함으로써 몸과 마음의 긴장을 풀고 균형을 회복할 수 있으며 신체의 면역력을 높이고 정신의 집중력을 높일 수 있는 것이다.

단전은 배꼽 아래 5cm 정도 부위에 있는데 실제 보이지는 않지만 의식을 단전에 두고 호흡을 하면 점점 뜨거워지는 느낌을 받을 수가 있다. 단전호흡을 하면 기운이 들뜨는 상기 현상을 방지할 수가 있고 경락을 원활히 유통시켜 면역력을 증진할 수 있다.

※ 광자대에 대한 더욱 자세한 설명은 『위기의 지구, 희망을 말하다』(이종민과 로운 지음·수선재)을 참고

참고 2. 뇌파 교정 방법 및 효과

뇌파는 사람마다 각자의 정신의 상태에 따라 다르게 나오는데 거꾸로 뇌파를 조절하게 되면 정신을 조절할 수 있게 된다. 이는 정신을 조절할 수 있게 되면 감정을 조절하는 것이 용이해지므로 뇌파 훈련을 통해 마음을 조절함으로써 몸의 면역력을 증진할 수 있고 마음의 평정을 유지할 수 있어 몸과 마음의 균형 회복에 커다란 도움을 받을 수 있는 원리이다. 몸과 마음의 극심한 변화를 수반하는 광자대 환경에서, 뇌파 교정은 좋은 건강법이라고 할 수 있다.

수소수

수소수란 수소가 다량 함유되어 있는 물을 말한다. 물에 전류를 흘리거나 자장을 걸어 만들거나 수소를 직접 녹여 만들기도 하는데 이러한 물을 마시게 되면 방사능으로 인한 DNA 손상이 억제되며 만병의 근원이 되는 활성산소를 제거해주므로 몸이 정화되는 효과가 있다. 또한 광자대를 통과할 때 도움을 주므로 음용해 볼 것을 권한다.

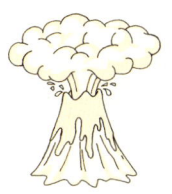

11

정신적 충격을 달래는 법

정신적 충격의 관리

무엇보다 중요한 것은 '사랑'이다.

예기치 못한 재난을 당하여 가까운 사람의 죽음을 경험하고 자신마저 생존이 위태로운 지경에 처한다면 사람들은 정신적으로 많은 충격을 받을 것이다. 그 충격은 공통적인 정서를 형성하여 지역 사회에 큰 영향을 주게 된다.

2011년 3월 대지진 이후 일본의 자살률은 평소 2~3배 높아졌다고 한다. 생활 터전이 한순간에 무너지고 허망하게 죽음을 맞이하는 사람들을 보며 '나만 살아서 뭘 해'라는 상실감이 대중에게 전파된 현상으로 전문가들은 보고 있다.

이러한 정신적인 충격은 보이지 않지만 구토나 두통, 불면증 같은 신체의 병으로 나타나고 병을 이겨낼 수 있는 힘 또한 매우 약화시킨다.

| 정신적인 충격을 받은 이들의 증상 |

메스꺼움, 소화불량, 땀, 오한, 두통, 어지러움, 근육경련, 심장박동 증가, 호흡곤란, 극심한 피로감, 악몽, 불면증, 가슴을 짓누르는 느낌, 자신감 상실, 신뢰감 상실, 심한 감정의 기복, 걱정, 두려움, 좌절감, 죄책감, 흥분, 분노, 슬픔, 무력감, 짜증, 감정통제가 어려움, 깜짝 놀라거나 불안함, 이해력, 기억력 저하, 건망증이 심해짐, 집중력 저하 등

충격적인 사건을 경험한 후 적절한 관리와 치유가 이루어지지 않으면 외상 후 스트레스 장애,• 우울증 등 정신적 질환으로 장기간 고통을 받을 수 있고 자살충동이나 신체적 질환을 겪을 수도 있다. 그러므로 평소에 정신적 충격을 다스리고 조

절할 수 있는 방법들을 미리 익혀두는 것이 좋다. 또한 가족이나 이웃을 잃은 이들이 서로를 지지해주며 충격을 위로해주는 것도 큰 힘이 될 수 있다.

| 정신적인 충격에 도움이 되는 침 |

치료 순서 : 합곡 ···▶ 태충 ···▶ 진정

혈자리명	합곡
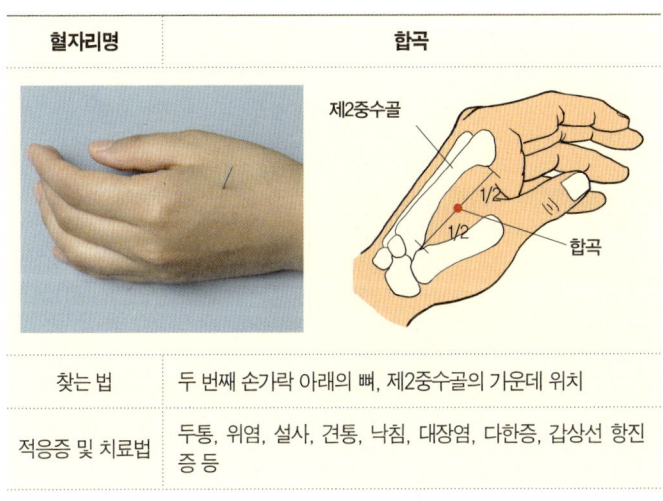	
찾는 법	두 번째 손가락 아래의 뼈, 제2중수골의 가운데 위치
적응증 및 치료법	두통, 위염, 설사, 견통, 낙침, 대장염, 다한증, 갑상선 항진증 등

● 사람이 전쟁, 고문, 자연재해, 사고 등의 충격적인 사건을 경험한 후 그 공포감으로 인해 사건 후에도 계속적인 재경험으로 고통을 느끼며 벗어나기 위해 에너지를 소비하게 되는 질환

혈자리명	태충

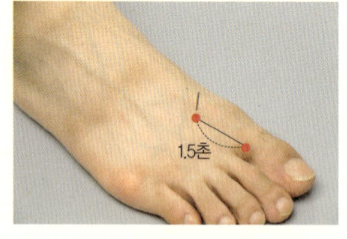 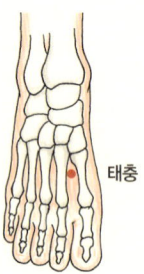

찾는 법	제1중족골과 제2중족골 사이에 위치
적응증 및 치료법	발등을 손으로 만져보아 첫째 발가락뼈와 둘째 발가락뼈의 사이 오목하게 들어가는 부위에 놓으면 된다.

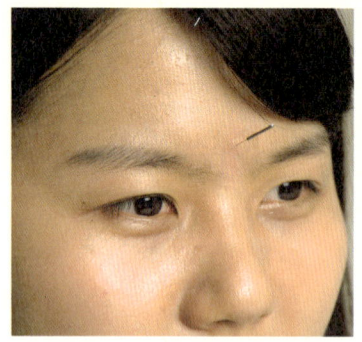

혈자리명	진정
찾는 법	양 눈썹 가운데서 약간 위로 보통 인당이라고 부르는 곳에서 가깝다.
적응증 및 치료법	침을 놓을 때는 위에서 아래 방향으로 비스듬히 놓고 백회와 함께 침을 놓으면 효과가 더 좋다.

※ 합곡과 태충, 좌우 4부위를 사관이라고 하는데 쉽게 말해 인체의 네 군데의 관문을 뜻한다. 이곳에 침을 놔주면 몸 전체의 기혈순환이 원활해져서 정신적 충격이나 불면증, 우울증 등 감정의 조절에 효과가 있다.

TIP_ 심리적 안정에 도움을 주는 차

• **도라지**

도라지 20g, 귤껍질 20g, 생강 3쪽에 물 1L를 붓고 달인 후 복용.

• **대추**

말린 열매를 진하게 달여서 하루 3~4회 복용.

• **연근**

연꽃 뿌리 30~35g을 1회분 기준으로 달여서 하루 3~4회 복용.

• **은행나무 잎**

은행나무 잎 또는 햇순 5~6g을 1회분 기준으로 달여서 3~4회 복용.

| 부록 1 |

침·뜸으로 만성질환 관리하기(혈자리는 부록 2 참고)

병명	치료 우선순위	침	뜸
두통	❶ 침 ❷ 뜸	• 일반적으로 쓰는 처방 : 영골, 대백 • 전두통 : 열결, 합곡, 공손, 내관, 중저 • 편두통 : 측삼리, 측하삼리, 풍시 • 후두통 : 선골부위 사혈, 정근, 정종 • 감기 등의 호흡 전염병으로 인해 생기는 두통 : 외관(본서 p.145), 임읍 • 신경성두통 : 합곡, 태충, 내관	• 환측에 풍문, 천주, 풍지, 견외유에 7~10장(통증 시) • 족삼리, 곡지, 백회, 폐유, 고황, 심유, 담유, 간유, 신유, 전중, 중완, 수도, 삼음교
오십견	침 또는 뜸	• 건측(건강한 쪽) : 정종, 정근, 신관, 측삼리, 측하삼리, 족오금, 족천금, 통위, 통배, 견중 • 환측(아픈 쪽) : 임읍	견정, 천료, 고황, 천종, 견우, 노유, 곡지 또는 전견우에 뜸 5장(오랜 기간의 뜸 필요)
배통 등통증	❶ 침 ❷ 뜸	• 중자, 중선 • 통위, 통배 • 사마●	기담(담이 들어서 아픈 경우) • 직접 아픈 부위에 뜸 (발작성) • 건측 : 양릉천, 구허에 7~15장 뜸(만성) 그래도 낫지 않으면 족삼리, 곡지, 폐유, 고황, 간유, 담유와 아픈 부위 위에 뜸

● 사마상, 사마중, 사마하 혈을 총칭함.

요통	❶ 침 ❷ 뜸	• 후계, 속골, 풍시, 인중 • 마금수, 마쾌수, 수금, 수통, 영골, 대백, 후추, 수영, 완순1,2(후추 수영은 뼈 위에 닿게 자침)	• 족삼리, 곡지, 중완, 천추, 신유, 대장유, 요양관, 요유+폐유, 간유(호흡이 어려울 정도의 심한 요통)+상료, 차료(선골의 통증)+삼음교(부인과)
어지러움증	뜸	• 우측 통관, 통산(심장문제) • 천황, 명황, 기황, 신관, 부류(간문제) • 용천 후 1촌(혈압 높을 때) • 비익(중심 못 잡을 때)	중완, 백회, 신주, 격유, 간유 3~5장
고혈압	❶ 침 또는 뜸을 꾸준히 시술 ❷ 사혈	• 중저, 하백 • 공손, 화경 • 신관(신장에서 오는 고혈압) • 곡지, 행간, 내관, 족삼리(심장으로 인한 고혈압) • 사화중, 사화외 사혈 • 제4흉추에서 제7흉추 좌우 1.5촌에 사혈(사혈이 효과가 빠르기는 하나 침이나 뜸으로 최대한 치료한다)	족삼리, 곡지, 중완, 관원, 기해, 고황, 백회, 폐유에 뜸
저혈압	❶ 운동요법 ❷ 뜸	내관, 태충, 족삼리, 중완, 인당, 부류, 간유, 비유, 신유	족삼리, 곡지, 백회, 폐유, 고황, 간유, 신유, 중완, 천추, 관원에 뜸
식욕부진 소화불량 복부팽만	침 또는 뜸	• 영골 • 족삼리, 문금	무극보양뜸

위염 위통 급체	❶ 사혈 ❷ 침 ❸ 뜸	• 토수(급체) • 사화중, 사화외 사혈 • 족삼리, 내관, 태백 • 문금(위통증, 구토) • 음릉천(위산과다)	• 중완, 거궐(급체해서 가슴이 답답) • 급체로 구토 : 이내정 뜸 5장 만약 뜸의 뜨거움을 느끼지 못하면 중독 증상이다. 뜨거워 할 때까지(20~수백장) • 급체(토사동반) : 족삼리, 양구, 비유, 위창
설사	침 또는 뜸	• 문금 • 장문, 족천금 • 음릉천, 곡지 • 대간, 소간 • 족삼리, 태백, 내관	• 음식기원 : 족삼리, 양구, 중완, 좌양문, 수분, 중극, 지양 • 장염 : 족삼리, 곡지, 폐유, 고황, 격유, 신유, 대장유, 중완, 기해, 천추 • 노인 설사 : 고황, 격유, 신유, 대장유, 중극, 중완, 좌양문, 족삼리에 약하게 뜸+아랫배를 따뜻하게 찜질
변비	침 또는 뜸	• 지구, 조해, 관원, 천추 • 상양, 사혈, 상거허(대장열) • 대돈사혈, 태충(혈조) • 족삼리, 기해(노인) • 승산(치질) • 족삼리(허) • 대돈, 양릉천, 합곡(스트레스)	무극보양뜸+복결, 천추

당뇨	침 또는 뜸	• 인황(삼음교), 지황, 신관 • 통신(구갈) • 승장, 양지	• 기본 : 무극보양뜸으로 음양 기혈 균형조절+폐유, 고황, 지양(상소), +비유, 중완, 좌기문, 좌양문, 측하삼리(중소), 신유, 경문 관원(하소) • 심한 구갈 : 태계, 삼음교 추가. 화상에 주의하도록 한다 : 뜸봉은 작게, 발목 이하 주의
피로	침 또는 뜸	차삼(본서 p.98)	무극보양뜸
수족냉증	뜸		족삼리, 곡지, 폐유, 고황, 비유, 신유, 요양관, 중완, 천추, 기해, 관원에 5장 뜸+연곡, 용천(발바닥)+노궁(손바닥)+백회(머리)+관원(하복부)+중완(위)+족삼리, 음시(다리)
해수	뜸 또는 침	• 수금, 수통 • 신관(만성)	족삼리, 곡지, 전중, 폐유, 고황, 거궐, 중완, 기해+천돌(객담이 많고 잘 떨어지지 않으면)+견정(기침으로 어깨 아플 때)
천식	뜸 또는 침	• 수금, 수통, 척택(만성) • 토수(급성)	족삼리, 곡지, 견정, 폐유, 고황, 영대, 심유, 격유, 중완, 관원, 신유에 매일 5장씩 뜸

비염	❶ 부비동 치료 ❷ 침 또는 뜸	• 사마(사마혈 사혈도 좋다) • 합곡, 태충 • 목혈(코의 건조, 콧물) • 영골, 대백 • 견중, 육완(코피)	• 초기 : 폐유, 상성에 뜸 7장씩 • 만일 낫지 않으면 족삼리, 곡지, 폐유, 고황, 신유, 중완을 더하여 5장씩 6개월 이상 뜸
축농증	❶ 부비동 치료 ❷ 침 또는 뜸	• 사마(사마혈 사혈도 좋다) • 합곡, 태충 • 목혈(코의 건조, 콧물) • 영골, 대백 • 측삼리, 문금, 수삼리 (코막힘)	• 소아 : 폐유, 신유, 상성, 중완에 계속해서 뜸 5장 • 어른 : 족삼리, 곡지, 폐유, 고황, 신유, 상성, 중완, 관원, 풍지에 5장씩 뜸 6개월 이상
소변불리 소변불통	침 또는 뜸	• 견중, 운백, 상곡 • 신관, 지황, 인황(삼음교) • 음릉천, 족삼리 • 부간, 외간(요도염이나 방광염) • 마쾌수 • 영골, 화주(요도염)	• 급성방광염 : 족삼리, 곡지, 중완, 수분, 곡골, 방광유, 신유, 간유, 고황, 경골, 곡천에 뜸(급성의 경우 7장 뜸) • 급성신우염 : 족삼리, 곡지, 태계, 신유, 지실, 천추, 거궐, 중완, 음교, 중극, 수도에 뜸 5장 뜸 • 급성신장염 : 족삼리, 곡지, 간유, 신유, 경문, 폐유, 고황, 중완, 수분, 황유, 기해, 중극에 5장 뜸 • 요독증 : 족삼리, 곡지, 천료, 고황, 간유, 비유, 신유, 지실, 중완, 수분, 음교, 중극, 수도에 매일 3장~5장 뜸

요실금	뜸	• 신관, 마쾌수 • 대도, 여태 • 통신, 통위, 통배	무극보양뜸+신유, 양관, 삼음교
부종, 순환장애	침 또는 뜸	• 신장성 부종 : 신관, 인황(삼음교), 지황 • 심장성 부종 : 통산, 통관, 통천 • 전신 부종 : 통신, 통위, 통배	삼음교, 수분, 신유, 중완, 중극, 수도에 한번 뜸을 다장+심유, 격유, 신문(심장 원인)+간유, 담유, 족삼리, 우기문(간원인)+천추, 지실, 용천(신장원인)+백회, 폐유, 고황, 간유, 비유, 중완, 우활육문, 좌양문, 기해, 족삼리(영양실조와 빈혈)에 뜸 3장 정도로 매일 한다.
치통	❶ 사혈 ❷ 침 ❸ 뜸	• 환측 발등의 합곡 부위 사혈 • 영골, 측삼리 • 상양, 여태, 중충 사혈 → 지창, 협거, 예풍, 승장 • 상치통이면 족삼리, 해계, 내정 • 하치통이면 이간, 합곡, 곡지	• 상치통 : 족삼리, 해계, 예풍에 뜸 • 하치통 : 합곡, 곡지, 예풍에 뜸+폐유, 지양, 중완(전체 보조)
갱년기 증후군	뜸	• 합곡, 태충, 중완, 기해, 관원	무극보양뜸으로 예방
생리통	❶ 침 ❷ 뜸	• 부과, 환소 • 문금 • 승장	족삼리, 곡지, 축빈, 삼음교, 조해, 간유, 심유, 중완, 수도, 중극, 상료에 5장씩 뜸

자궁근종	침 또는 뜸	• 부과, 환소 • 중자, 중선, 선상에 시혈 • 안쪽 복숭아 뼈부터 인황(삼음교) 부위까지 정맥 위 사혈	족삼리, 곡지, 신유, 상료, 요유, 중완, 음교, 중극, 삼음교, 백회에 뜸 5장
눈 관련	침 또는 뜸	• 신관, 인황(삼음교), 지황 • 명황, 부류 • 광명 • 태계, 목혈(눈이 텁텁하거나 바람 맞고 눈물이 흘러내릴 때) • 이첨(귀 위쪽 끝)이나 이배(귀의 등 부위)에 사혈	족삼리, 곡지, 백회, 천주, 신주, 고황, 간유, 화료, 목창, 중완, 관원에 뜸 5장
이명난청	침 또는 뜸	• 사마, 신관 • 척택, 명황 • 사마혈 사혈 • 풍시, 영골 • 차삼	족삼리, 곡지, 백회, 완골, 청궁, 예풍, 신유, 중완, 관원에 뜸 3장으로 시작하여 점차 5장까지 늘림
중이염	❶ 사혈 ❷ 침 또는 뜸	• 바깥 복숭아 뼈 주위를 사혈 • 제오혈 사혈 • 측삼리, 측하삼리, 차삼	• 급성 : 예풍, 완골, 양로에 뜸 • 만성 : 족삼리, 곡지, 폐유, 고황, 신유, 중완, 기해, 관원, 예풍, 완골, 양로에 5장 이상
구내염	❶ 사혈 ❷ 침 ❸ 뜸	• 급성 : 은백, 소충에 사혈 후 합곡, 족삼리에 자침 • 만성 : 합곡, 태충, 공손, 내관, 족삼리, 조해 • 사화중, 태양혈 사혈	• 성인 : 무극보양뜸 • 유아 : 신주, 중완, 곡지에 작은 뜸 3장

두드러기 아토피	침 또는 뜸	• 사마 • 이배(귀의 등 부위를 광범위하게 사혈) • 은백 사혈 → 곡지, 삼음교, 합곡, 족삼리, 내관	• 두드러기 : 족삼리, 곡지, 견정, 견우, 간유, 비유, 폐유, 신유, 대장유, 중완, 대거, 축빈 등에 5장 뜸 • 습진 : 족삼리, 곡지, 견우, 폐유, 비유, 신유, 대장유, 중완, 혈해, 축빈
소아 설사	❶ 사혈 ❷ 뜸 또는 침	• 소상 사혈 • 중지와 소지 말단 사혈 • 문금 • 장문, 족천금 • 음릉천, 곡지	신주, 중완, 중극에 3장씩 뜸 + 중극 부위 찜질
소아 소화불량	❶ 사혈 ❷ 뜸 또는 침	• 소상 사혈 • 중지와 소지 말단 사혈 • 토수 • 문금 • 족삼리, 내관, 태백	신주, 중완에 가는 실 모양의 뜸(3세 이하) 3~5장
소아 습관성 구토	❶ 사혈 ❷ 뜸 또는 침	• 풍부 사혈 • 사화중 사혈 • 수금, 수통	신주, 거궐에 가는 실 모양으로 3장 뜬다
소아 야뇨	뜸 또는 침	• 신관, 마쾌수 • 대도, 여태 • 통신, 통위, 통배	• 5살~10살(좌황유, 명문에만 3장 뜸) • 10살 이상(중완, 좌황유, 명문, 중극, 상료에 뜸 3장) • 열다섯 살 이상(족삼리, 곡지, 신주, 간유, 신유, 명문, 상료, 좌황유, 중극, 중완, 백회에 5장 뜸)

※ 침과 뜸이 없을 때는 위 혈자리를 지압하거나 마사지하여 증상 완화에 도움을 받을 수 있다.

| 부록 2 |
혈자리 참고 사진

인체의 중심선 상에 존재하는 혈자리를 제외한 혈자리들은 본래 인체 양쪽에 두 개가 존재하나 지면 관계상 사진에서는 한쪽만 표기하였음.

상체 앞면

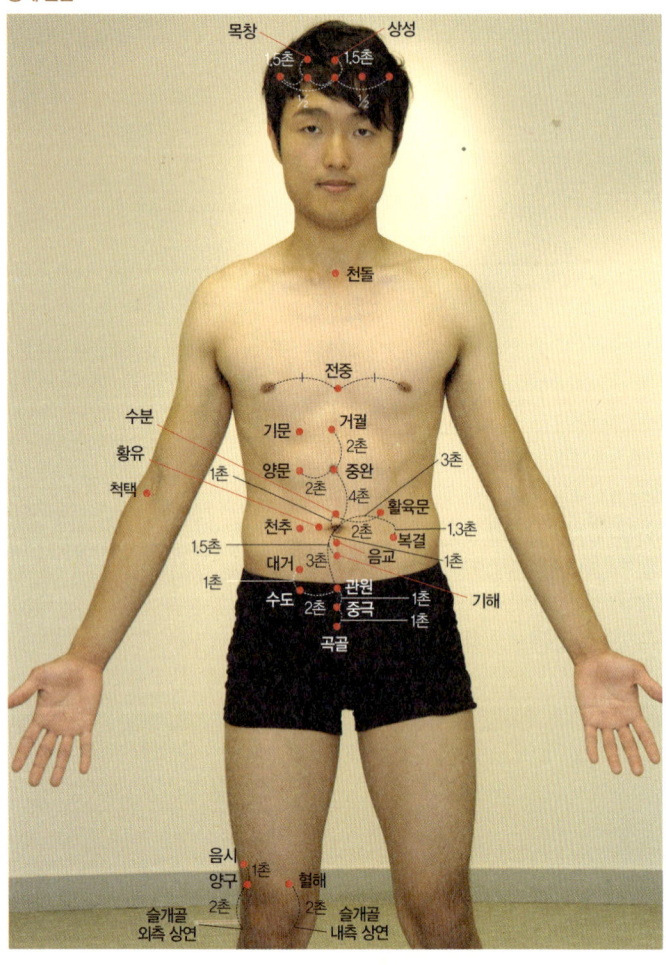

상체 뒷면

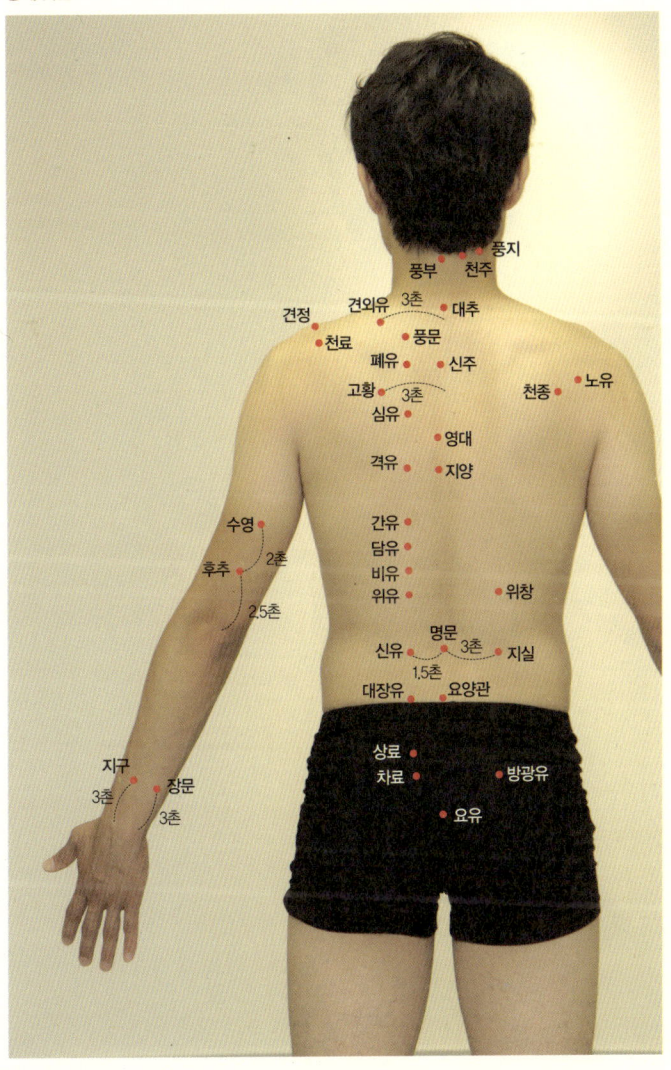

상체 옆면

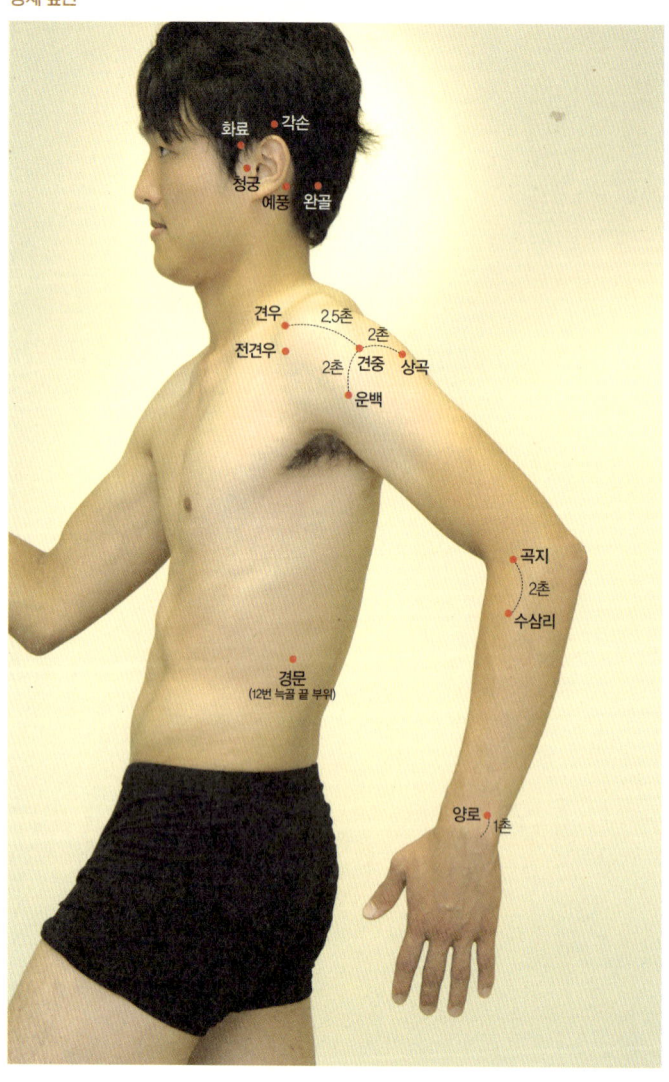

다리 앞면

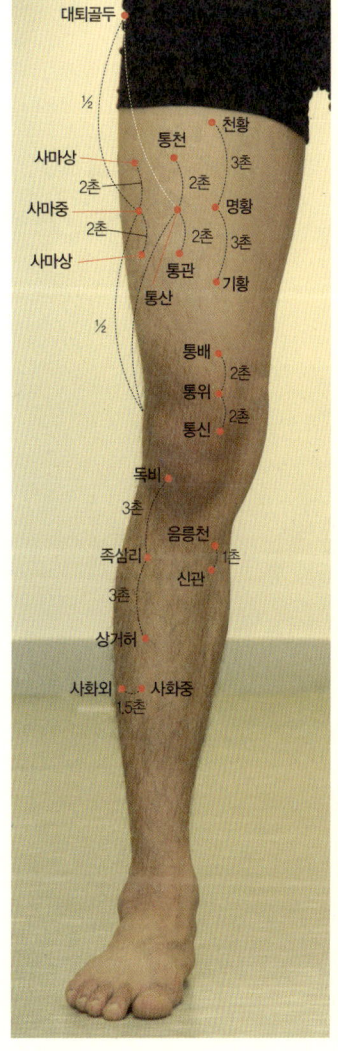

다리 뒷면

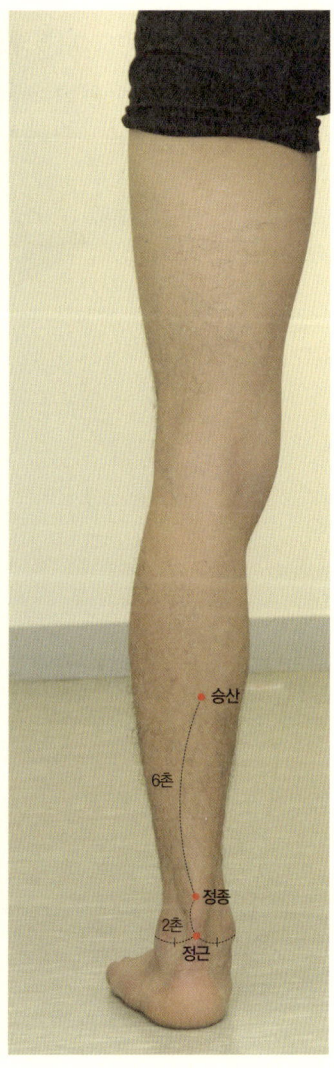

부록2 257

다리 옆면

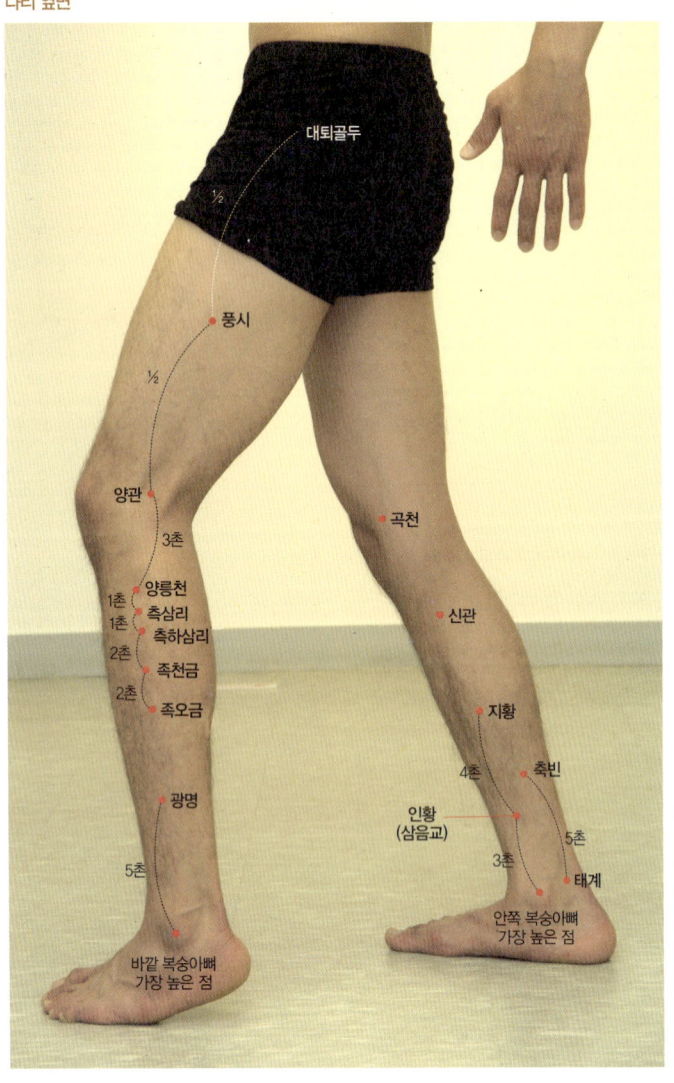

손목

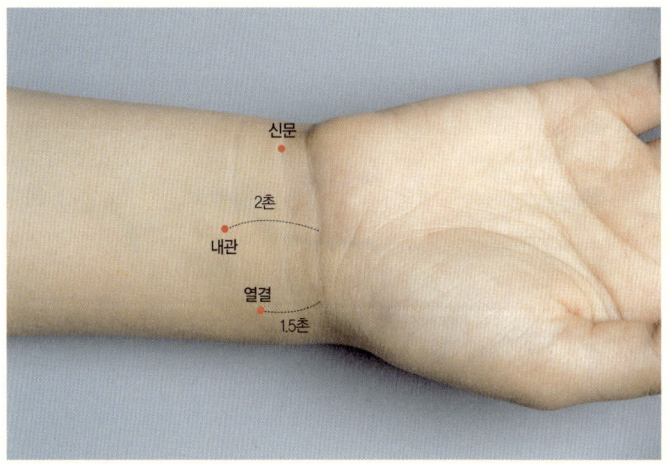

손 내측 옆선

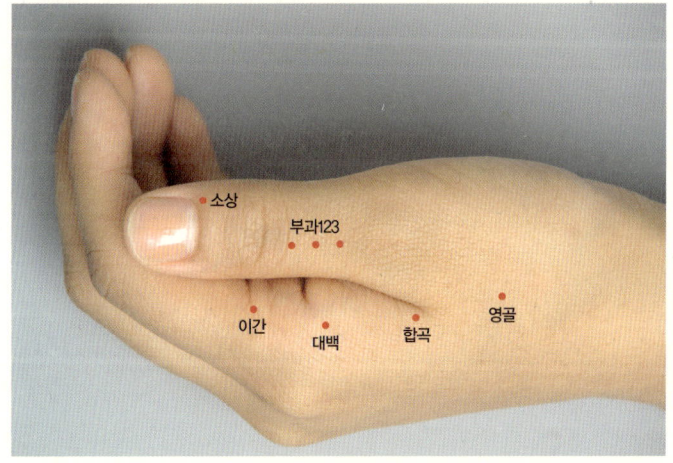

손 외측 옆선

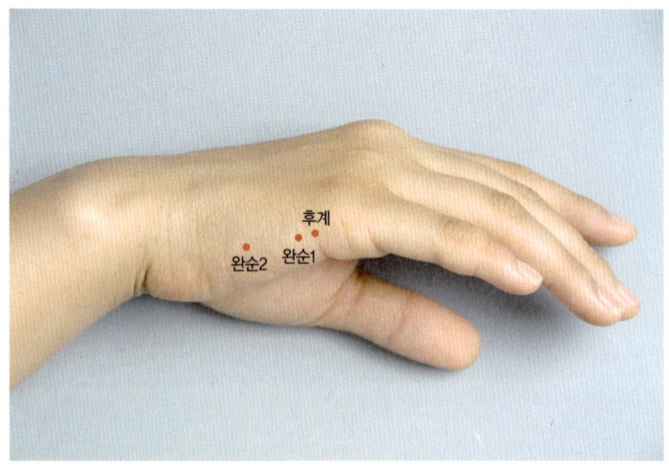

손등

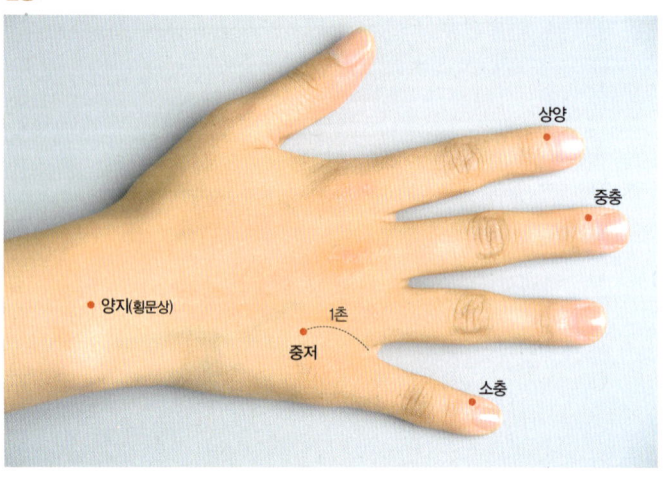

손바닥

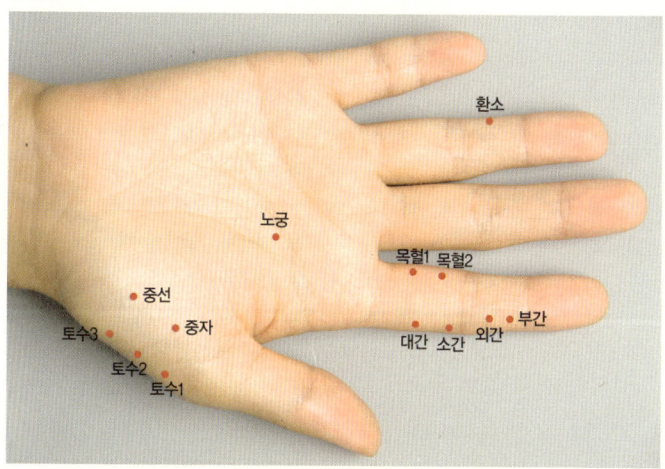

얼굴

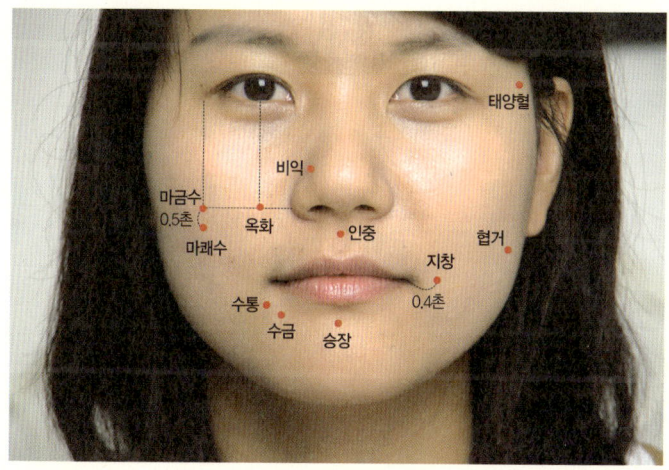

발 외측 옆선

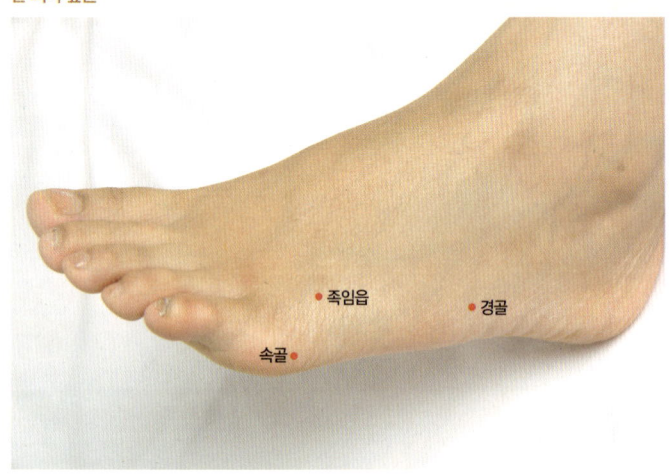

발 내측 옆선

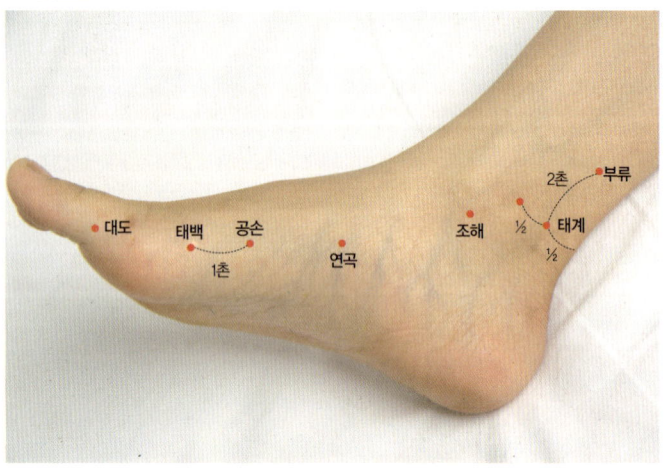

발등

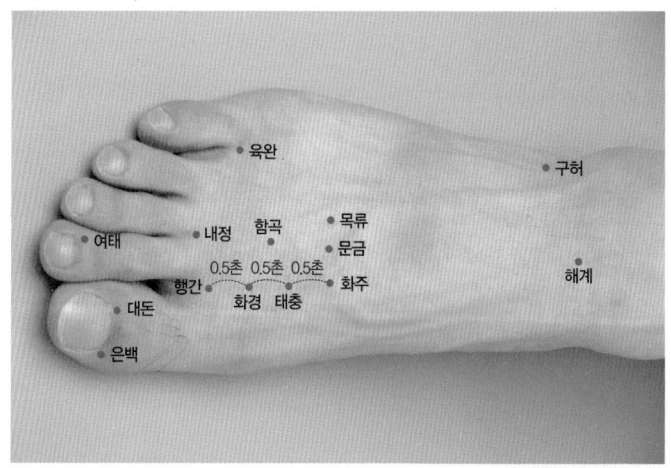

발바닥

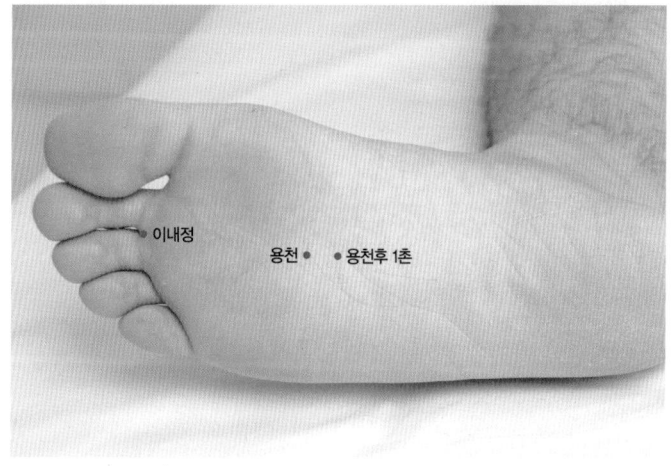

| 부록 3 |

재난 대비 키트 준비 목록 (1인 3일 기준)

최근 미국과 적십자사에서는 재난의 빈도가 증가하자 재난 대비 백팩 3일용을 가정에 준비하기를 권하고 있다.(짐을 싸다 보면 생각보다 부피가 커질 수 있으므로 맬 수 있는 한도의 부피로 조정하면 된다)

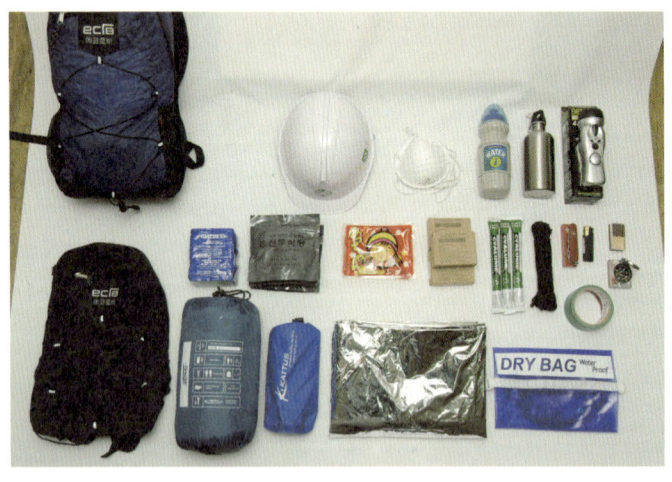

1. 식량

고에너지 바, 3일치 식량 외 하드 캔디, 종합 비타민제

2. 물 : 정수 알약(아쿠아 탭스), 휴대용 정수 필터, 수통

3. 장갑, 스패츠(혹은 각반)

4. 손난로, 발난로

5. 방독 마스크나 방진 마스크, 안면 마스크 혹은 넥 워머

6. 1회용 라이터 혹은 마그네슘 부싯돌, 방수 성냥, 고체 연료

7. Tarp(크고 두꺼운 비닐), 비닐 지퍼 백, S-sheet(보온 단열 시트, 은박 포일처럼 생긴 것), 담요, 텐트

8. 우의(가방까지 보호할 수 있는 판초 우의, 냉기를 막아줄 수 있는 것)

9. 생존용 다용도 칼

10. 접이식 야전삽(손도끼 겸용)

11. 랜턴

12. 휴대용 변기

13. 면수건, 간단한 세면도구

14. 지도, 나침반

15. 곤충 기피제(혹은 음파를 발생시켜 모기를 쫓는 간단한 기계), 휴대용 모기장

16. 생리대

17. 호각

18. 다용도 끈

※ 구매 관련 참고 사이트 : www.arui.co.kr Tel : 070-7845-3117

◉ 이 책을 펴낸 곳 명상학교 수선재는

너무나 궁금했던,
그러나 누구도 알려주지 않던
인생의 비밀을 알려주는 학교

'내 인생은 왜 이런 걸까?'

누구나 살면서 울적하거나 힘든 일이 생기면 이런 생각을 하곤 합니다. 그러다가 상황이 좋아지면 언제 그랬냐는 듯 그런 생각은 다시 마음 한구석에 넣어두고 까맣게 잊고 살게 됩니다. 그러다 다시 인생의 난관에 부딪히면 답이 나오지 않는 이런 신세한탄을 반복하며 살아가는 것이 보통 사람들의 모습입니다. 결국 불치병에 걸리거나 죽음 직전에 이르러서야 무릎을 치며 한평생 알지 못한, 그러나 반드시 알고 죽어야 할 사실이 있었다는 것을 깨닫게 됩니다.

'내 인생의 진정한 의미는 어디에 있는가?'
'가장 인간답게 산다는 것은 어떤 삶인가?'

수선재는 이러한 풀리지 않는 삶의 근원적인 질문을 품고 사는 현대인들이 삶의 참의미를 찾을 수 있는 도심 속 명상학교입니다.

이곳은 어린 시절 자신의 실수로 세상을 떠나게 된 동생에 대한 아픈 기억을 내면의 치유를 통해 극복한 중년남성, 하루도 조용할 날이 없는 사고뭉치들이 모인 남자고등학교에서 담임을 맡고 있지만 그 아이들에게 더 많은 것을 배우고 있다는 젊은 여선생님, 20대에 걸린 난소종양을 극복하고 동물농장을 만들며 자연과 하나 된 삶을 사는 그림 작가, 성공을 위해 10여 년간 서울에서 일에 파묻혀 살다 귀농을 결심한 후 자연 속에서 인생의 참맛을 알게 된 커리어우먼, 12년 동안 한국의 자연과 문화에 푹 빠져 살면서 한국인 못지않게 된장국을 잘 끓이게 된 미국인 등… 평범한 삶을 살아가는 특별한 사람들이 학생으로 있는 곳입니다.

이들은 명상을 통해 단절되었던 자신의 내면과 이웃, 자연, 우주와의 관계를 회복하여 그들과 하나 됨 속에서 참다운 행복을 되찾아가고 있습니다. 또한 깨닫게 된 진리를 가족과 이웃뿐 아니라 세상에 전하며 자연만물과 인간이 공존하고 상생할 수 있는 실천적인 삶을 살아가고 있습니다.

• 명상학교 수선재 홈페이지 www.suseonjae.org

⊙ 명상학교 수선재 회원들의 활동 내용

1. 인생박물관 '선 뮤지엄'

삶은 무엇이며 죽음은 또 무엇인가?
인생을 어떻게 살아야 하는가?
수많은 현대인들이 애타게 답을 찾는 질문입니다.
청년들은 물론이거니와 중년, 노년에 이르기까지 삶의 길을 찾지 못하고 방황하는 이들이 늘고 있습니다.

본디 사람과 자연, 하늘, 우주는 하나에서 나왔으며 서로 돕고 사랑하며 지구라는 별을 아름답고 풍요로운 생명의 별로 가꾸어왔습니다. 그러나 물질문명이 득세하면서 인간은 점점 다른 존재들에게서 멀어지고 오직 자신들만을 위한 이

기적인 문명을 만들었습니다. 그 결과 지구는 회복이 어려운 중병을 앓고 있으며 모든 자연과 우주의 존재들은 인간에게 경고를 보내고 있습니다. 수선재 선 뮤지엄은 이러한 지구의 위기를 가져온 인간의 잘못을 알리는 한편 서로 사랑하고 상생하는 삶의 모델을 제시하는 인생박물관입니다.

• 선 뮤지엄 홈페이지 www.seonmuseum.org

2. 보람 있는 삶과 아름다운 죽음을 가르치는 '선문화진흥원'

선문화진흥원은 삶을 어떻게 살고 죽음을 어떻게 준비해야 하는지 가르치는 인생교육의 장場이며 명상전문가, 전직 교사, 예술치유가, 자연농법 전문가 등이 모여 설립한 비영리교육기관입니다. 선仙이란 곧 사람-자연-우주가 서로 조화롭게 공존하는 모습인 것입니다. 세상에 좋은 가르침이 넘쳐나건만 그것들이 대중에게 큰 도움이 되지 못하는 이유는 부분적으로 접근하기 때문입니다. 사회현실에 대해서만, 자연현상에 대해서만, 혹은 정신세계에 대해서만 이야기하기 때문입니다.

보람 있는 삶과 아름다운 죽음을 이루려면 사람과 자연과 하늘에 대한 앎과 사랑이 동시에 필요합니다. 참 삶의 길은 사람사랑, 자연사랑, 하늘사랑을 동시에 실천할 때 찾아질 수 있습니다. 선문화진흥원은 이러한 선문화를 통해 삶의 가르침을 전하는 통합교육의 장입니다.

또한 삶과 죽음에 대한 올바른 이해를 바탕으로 자연회복과 바른 장례문화 정착을 위해 '무덤 없애기 운동', '사후 장기기증 및 호스피스 활동', 아름다운 완성을 이룬 이들의 친자연적인 영원한 쉼터 '영생원 건립' 등의 활발한 활동을 하고 있습니다.

• 선문화진흥원 홈페이지 www.seonculture.net

◉ 지구를 살리는 사랑실천

● 쓰레기를 줄이겠습니다

1. 휴지 대신 손수건을 사용합니다

2. 비닐백 대신 장바구니를 사용합니다

3. 종이컵 대신 개인컵(머그컵)을 사용합니다

● 에너지/물 사용을 줄이겠습니다

1. 가까운 거리는 걸어서 다닙니다

2. 전자 제품 사용 후에는 플러그를 뽑습니다

3. 양치할 땐 양치컵을 사용합니다

● 채식을 실천하겠습니다

1. 텃밭(실내) 채소를 키워서 먹습니다

2. 육류 대신 콩제품이나 해조류를 먹습니다

3. 채식 위주의 식사를 합니다

- 친환경 제품을 사용하겠습니다

    1. 합성 세제 사용을 줄입니다

    2. 알루미늄 포일과 비닐랩을 사용하지 않습니다

    3. 제철 농산물과 로컬 푸드를 이용합니다

- 지구와 교감하겠습니다

    1. 걸을 때는 걷기에만 열중하며 마주치는 사물과 인사합니다

    2. 매일 지구와 그 가족의 안위를 위해 기원합니다

    3. 환경을 살리는 실천 방법을 주변과 나눕니다

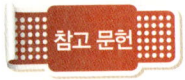

- 김광호, 김씨일침요법, 대성의학사, 2002
- 許浚, 東醫寶鑑, 동의보감출판사, 2005
- 素問, 黃帝內徑, 여강출판사, 1999
- 양유걸, 양유걸전집, 대성의학사, 2003
- 황도연, 방약합편, 영림사, 2002
- 안덕균, 본초도감, 교학사, 1998
- 전국 한의과대학 공동교재편찬위원회, 본초학, 영림사, 2004.
- 김남수, 평생건강을 위한 뜸의 이론과 실제, 정통침뜸연구소, 2007
- 이종민, 위기의 지구 희망을 말하다, 수선재, 2011
- 수선재, 내가 고치는 자가치유 건강법, 수선재, 2010
- 수선재, 죽음의 두려움에서 벗어나는 법, 수선재, 2010
- 교육과학기술부, 방사선비상진료체계 발전 및 의료대응관련 연구개발 기반구축을 위한 정책방향 도출 연구, 2010
- 대한정형외과학회, 정형외과학 6th edition, 2006
- 빗방울연구회 저 한무영 역, 빗물을 모아쓰는 법을 알려드립니다, 그물코, 2009
- 이정미, EM 발효액 비누 화장품 내 손으로 DIY, 건강다이제스트사, 2010
- 박국문, 효소 음료 건강법, 태웅출판사, 2007
- 임웅규, 59가지 야생초 보고서, 오성출판사, 2004
- 임웅규, 어성초, 가정의명의사, 1996

- The Sphere Project, Humanitarian Charter and Minimum Standards in Disaster Response, 2004
- Ann. Emerg Med 40:1, Practical emergency medicine 4th edition, 2002
- ACLS PALS guideline 2011
- National Disaster Information Center guideline 다수
- Jim Humble, MMS guideline, 2011

재난 재해에 대비한 서바이벌 자가 치료 매뉴얼

위기의 지구에서 살아남는 응급 치료법

ⓒ 수선재 2011

1판 1쇄 | 2011년 10월 13일
지은이 | 박은기, 유가연
펴낸곳 | (주)도서출판 수선재
펴낸이 | 서대완
편집팀 | 김혜정, 윤양순, 이혜선, 최경아, 제지원
마케팅팀 | 백상회, 김부연, 정원재, 김대만
출판등록 | 1999년 3월 22일 (제1-2469호)
주소 | 서울시 관악구 은천동 905-27 1층
전화 | 02)737-9454 | 팩스 02)6918-6789
홈페이지 | www.suseonjaebooks.com
전자우편 | ssjbooks@gmail.com

ISBN 978-89-89150-79-4 13510

- 잘못된 책은 바꾸어 드립니다.
- 저자와 협의하여 인지는 생략합니다.